혈관을
살리는
영양치료

혈관을 살리는 영양치료

지 은 이 | 김상원
펴 낸 이 | 김원중

편 집 주 간 | 김무정
기   획 | 허석기
디 자 인 | 조채숙
제   작 | 박준열
관   리 | 허선욱, 정혜진
마 케 팅 | 박혜경

초 판 인 쇄 | 2022년 3월 20일
2 쇄 발 행 | 2022년 9월 26일

출 판 등 록 | 제313-2007-000172(2007.08.29)

펴 낸 곳 | 도서출판 상상나무
          상상바이오(주)
주   소 | 경기도 고양시 덕양구 고양대로 1393 상상빌딩 7층
전   화 | (031) 973-5191
팩   스 | (031) 973-5020
홈 페 이 지 | http://smbooks.com
E - m a i l | ssyc973@hanmail.net

ISBN 979-11-86172-72-8 (03510)
값 15,000원

혈관을 살리는 영양치료

김상원 | 지음

심·뇌혈관질환 • 부정맥
신장병 • 당뇨합병증

상상나무

충분히 예방할 수 있는
안타까운 죽음들을 보며

　내 삶의 40년은 건강연구에 대한 집념과 집착으로 가득 채워져 왔다. 처음엔 나 한 사람의 건강을 해결하기 위해 시작된 일에서, 세월이 쌓이고 경험과 결과가 쌓이면서 기쁨과 보람이 되었고, 이제는 많은 이들을 위한 소명이 되었다. 인체의 완벽한 설계와 치유력에 대한 비밀을 발견할 때마다 그 기쁨과 놀라움은 질병에 갇힌 많은 이들의 희망과 치유가 되어왔다. 또한 그때마다 자신의 몸을 알지 못해, 병을 치료하는 행위가 오히려 고통으로 치닫게 하는 많은 환자들의 선택을 보면서 안타까움도 배가 되었다.

　현재 인간이 겪고 있는 질병의 종류는 무려 3만 가지나 된다고 한다. 첨단의 과학과 의학의 시대에 와 있지만 오히려 질병은 더 늘어났고 다양한 양상을 띠고 있다. 굉장한 모순이 아닐 수 없다. 현재 우리나라 인구의 가장 높은 사망원인은 암과 심·뇌혈관질환인 것으로 밝혀졌다. 물론 직접적인 사망원인이 아닐지라도 죽을 만큼 잔인한 질병들이 넘치는 현실이다.

그중에서도 이번 책에서는 고령시대를 살아야 하는 현대인들에게 암보다도 무서운 혈관질환에 집중하여 심·뇌혈관질환과 부정맥, 그리고 신장병에 대하여 깊이 다루어 보았다.

여느 질병과 달리 사람들은 암을 선고받는 순간 죽음에 대한 생각을 동시에 한다고 한다. 우리나라 인구의 사망원인 1위가 암이라는 사실을 볼 때 당연한 현상일 것이다. 그러나 암은 치료가 어렵긴 해도 진단을 받고 갑작스레 사망하는 일은 없다. 고통스럽지만 적어도 삶과 죽음을 정리할 수 있는 시간은 있는 것이다. 하지만 심·뇌혈관질환은 돌연사의 위험이 높아 아무런 준비 없이 죽음을 맞는 일이 자주 발생한다.

우리나라도 1980년대 초반까지는 암으로 인한 사망자보다 심·뇌혈관질환으로 인한 사망자 수가 더 많았다. 당시에는 특별한 치료법이 없어 사망에 이르는 경우가 대부분이었다. 다행히 환자가 병원에 살아 있는 상태로 도착해도 모르핀과 같은 강력한 마약성 진통제를 일정 시간마다 주사하는 것이 유일한 치료법이었다.

1980년대에 들어서면서 가슴을 열지 않고 도관을 이용하여 좁아진 관상동맥을 넓히는 풍선확장성형술이라는 비수술적 치료법이 도입되었고, 1990년대에 금속스텐트가 시술에 사용되면서 풍선확장술이 어려운 환자들을 치료할 수 있게 되어 심혈관계 질환의 사망자 수가 암보다 낮아진 것이다. 하지만 아직도 심·뇌혈관질환은 병원에 도착하기 전, 혹은 수술대 위에서 죽음을 맞는 돌연사의 확률이 가장 높은 질환이다.

인간에게 죽음은 두려움과 공포의 근원이며 피할 수 없는 문이다. 죽음은 사망위험이 높은 질병을 안고 살아가는 사람은 물론 건강한 사람에게도 종종 갑작스레 다가오기도 한다. 그럴 때 죽음에 대한 준비가 전혀 없이 죽음을 맞는 것은 떠나는 자와 남는 자 모두에게 너무 잔인하고 안타까운 일이다.

이번 책에서 우선적으로 심·뇌혈관질환을 다루게 된 이유도 이런 안타까운 일들을 종종 보면서 질병을 케어하는 일이 삶과 죽음을 살피는 일과 다르지 않음을 알기 때문이다.

뇌졸중, 심근경색 등 심·뇌혈관질환은 골든타임을 놓치면 생명을 잃거나 심각한 후유증을 남기게 된다. 다행히 막혀있는 심장혈관, 뇌혈관에 스텐트 시술이나 관상동맥우회술을 통해 생명을 건졌어도 겪어야 할 후유증이 만만치 않다. 시술이나 수술을 성공적으로 마쳤어도 항혈소판제와 항응고제 등의 약을 평생 복용해야 하기 때문이다. 항혈소판제와 항응고제의 역기능은 혈관 벽을 녹여 출혈을 일으키고, 혈소판 손상으로 지혈을 방해하며, 혈액 속 영양분까지 녹여 빈혈을 유발시킨다. 또 신경선의 피복을 녹여 신장 세포의 누수현상을 일으켜 신장 기능을 떨어뜨리는 등 심각한 결과로 이어진다.

물론 항혈전제와 항응고제의 부작용이 아무리 심각해도 현재 살아있다는 것 자체만으로 첨단의학의 기적에 감사해야 할 일이다. 그러나 약의 부작용을 막아낼 수 있는 대안을 마련한다면 그보다 더 좋은 일은 없을 것이다.

심장에 산소와 영양분을 공급하여 심장을 먹여 살리는건 심장에 연결된 3개의 굵은 관상동맥이다. 그리고 3개의 관상동맥을 먹여 살리는 것은 모세혈관이다. 관상동맥에 산소와 영양을 공급하는 모세혈관이 좁아지거나 막히지 않았다면 관상동맥이 막힐 이유가 없는 것이다.

모세혈관은 전체 혈관의 90% 이상을 차지하고 있으며 온몸에 분포되어 영양을 공급하는 인체의 생명선이다. 따라서 모세혈관의 문제를 개선하지 않고 병을 고치는 치료는 잠시 증상만 감소될 뿐 병의 뿌리는 그대로 남아있게 된다.

이 책은 심혈관, 뇌혈관 질환으로 평생 복용해야 하는 약의 부작용과 후유증을 겪는 사람들, 그리고 부정맥과 만성 신장병으로 고통을 겪고 있는 사람들의 직접적인 사례를 중심으로 엮어졌다.

따라서 현재 어떤 상황에 있든 모세혈관과 신경보호막, 점막을 살리는 것이 최우선 과제인데, 가장 먼저는 모세혈관이다. 사람의 몸에는 60조개의 세포, 그리고 6천경개의 신경세포가 존재하고 있으며 이 모든 세포는 모세혈관에 의해 살아간다. 바로 모세혈관을 통하여 영양과 산소를 공급받고 노폐물을 배출함으로써 모든 생명활동이 가능하기 때문이다.

외과적수술이나 응급의료 분야는 의료기술의 도움이 절대적이다. 하지만 병든 세포가 회복하고 재생하며 필요한 기능들을 할수 있게 돕는 일은 오직 몸의 주인인 스스로가 해야 할 일이다. 이제 자신의 몸에 대해 주인이 되고 의사가 되어 고통을 치유해가는 길에 이 한권의 책이 지혜로운 코치가 되리라고 믿는다.

부산 오륙도에서 김 상 원

혈관을 살리는
영양치료를 시작하며

필자는 현재 만성질환을 가진 환자들에게 필요한 의약대체품(기능성 식품)을 만드는 일을 하고 있다. 그리고 영양치료의 개념과 필요성을 알리기 위해 책을 집필하는 일에 전념하고 있다.

이일을 시작하게 된 동기는 어렸을 때부터 건강에 문제가 많았던 나의 연약함이 결정적이다. 몸이 아파 약을 복용하면 몸이 아픈 것보다 약에 의한 부작용으로 더 고생을 할 정도로 몸이 약했던 사람이다.

자랑할 거라고는 병약한 어린 시절을 보냈고 온몸이 종합병원이라고 할 만큼 많은 병에 시달렸다는 것밖에 없다. 이런 사람이 현재 각종 질환을 가진 2만7000여 명의 환자들을 관리하고 있다는 것은 정말 아이러니한 일이다.

물론 40년 동안 영양치료를 연구하는 동안 모든 약함을 극복하였고, 70세 나이에 건강한 사람도 힘들다는 책을 쓰는 일을 하고 있고,

많은 환자들과 온 종일 상담을 할 수 있는 체력이 유지되는건 이 일을 함으로 얻어진 선물 이다.

부끄러운 고백이지만 필자의 집안에는 쉰 살을 넘긴 사람이 없었다. 그런 유전자를 가지고 태어나 초등학교시절 부터 심장에 문제가 있어 체육시간에는 늘 교실을 지켜야 했던 병약했던 사람, 아파도 약을 먹지 못했고, 음식도 자신에게 맞은 음식을 가려서 먹어야 했던 것이 결국 영양치료의 뿌리가 되었다. 약을 먹지 못했기 때문에 부작용이 없는 의약 대체품을 연구하게 되었고 다른 사람들은 먹어도 아무 이상이 없는 음식을 필자가 먹으면 문제가 됐기 때문에 식이요법에 대한 연구를 집요하게 파고든 것이다.

필자는 그동안 많은 중증질환을 가진 환자들에게 그들이 복용하고 있는 의약품 대신 사용할 수 있는 대체의약품과 필자가 그동안 먹으면 불편했던 음식을 금하거나 적게 먹도록 지도해 주었다. 그리고 충분한 시간을 믿고 따라준 사람들은 하나같이 좋은 결과를 보여주어 연구에도 많은 도움이 되었다.

그런데 그동안 많은 환자들을 접하면서 놀랐던 점은 소소한 잔병이 아닌 중증질환을 겪는 사람들은 필자와 같이 몸이 약한 사람은 극히 드물었고 대부분 건강한 사람들이었다는 점이다.

필자가 개발한 영양치료를 시행하고 있는 분들은 크게 네 부류로 나눌 수 있다. 첫째는 디스크, 척추관협착증, 어깨 회전근개파열 등으로 수술이나 시술후에 나타나는 합병증과 후유증을 관리하는 사람들이다.

둘째는 위암이나 간암, 자궁암, 전립선암, 갑상선암 등으로 수술이나 항암치료, 방사선치료 후 나타나는 합병증과 후유증을 관리하는 사람들이다.

셋째는 심장혈관질환과 뇌혈관질환으로 스텐트 시술 및 혈관 수술을 받은 후에 나타나는 합병증 및 부작용을 관리하는 사람들이다.

넷째는 신장병을 비롯하여 망막증, 신경병증 등 당뇨합병증을 가진 사람들과 자가면역질환 그리고 각종 희귀병, 만성병을 앓고 있는 사람들이다.

이 책에서는 심장병(심장혈관질환·뇌혈관질환)과 부정맥, 당뇨합병증, 신장병 등 네 가지 질환을 집중적으로 다룰 것이다.

현재 영양치료로 건강관리를 하는 사람들의 수는 27,000여명(2020년)에 달한다. 처음 시작할 때는 의구심을 갖는 사람들이 많았던 것도 사실이다. 그러나 영양치료를 통하여 건강을 회복한 분들의 소개가 꾸준하게 이어져 지금과 같이 많은 분들을 케어하게 되었다.

이들은 거의 대부분이 약을 오래 복용해왔던 사람이라 금방은 끊을 수 없었지만 영양치료를 시행하면서 혈관에 문제를 일으키는 음식을 금하거나 적게 먹게 했더니 시간은 걸렸지만 마침내 약을 끊을 수 있었다. 그중에서도 심근경색으로 혈관에 스텐트 시술이나 혈관성형술 또는 관상동맥우회술을 받은 사람들중에 약물에 의한 다양한 부작용과 과민증상을 호소하던 분들이 호전되거나 치유된 사례는 특히나 보람이 컸다.

이들은 혈관이 다시 막히는걸 방지하기 위해 항응고제, 항혈소판제 외에도 몇가지 약을 계속 먹어야 하는데 약의 부작용은 생각보다 훨씬 심각했다.

이제 영양치료와 식이요법을 병행하여 어떻게 약을 줄일 수 있고 또 끊을 수 있는 단계로 회복이 되는지 확인해 보기 바란다.

또한 약을 먹고 치료한다는 개념과 영양치료를 통해 일어나는 '진정한 회복'이 어떻게 다른지도 확인해 보기 바란다. 그럼 이제부터 혈관을 살리는 영양치료 이야기를 차근차근 들어가 보기로 하겠다.

모세혈관은 인체의 생명길

'영양치료' 란 무엇인지 알기 위해서 먼저 모세혈관에 대한 이해가 필요할 것 같다. 우리 몸은 3~4㎝의 굵은 혈관부터 육안으로는 확인할 수 없는 미세한 모세혈관까지, 지구 두 바퀴 반 길이의 혈관이 몸 전체에 뻗어있다. 그중 가장 길고 넓은 표면적을 가진 모세혈관은 뇌, 망막, 심장, 신장 등 각 장기의 기능에 맞게 다른 형태와 특성을 가지고 있다.

그리고 모세혈관은 인체의 구석구석 도로망처럼 퍼져 있다. 바로 이 도로를 따라 혈액이 흐르며 60~100조 개의 세포가 필요로 하는 영양과 산소가 공급된다. 뿐만 아니라 세포가 활동하고 난 대사 부산물인 노폐물도 이 모세혈관을 통해 처리된다. 이렇게 모세혈관은 세포와 조직, 모든 장기의 기능과 직접적으로 맞닿아 있는 중요한 기관이다.

그렇다보니 건강하지 못한 사람들의 모세혈관은 대부분 염증, 협착, 폐색, 파열 등의 원인으로 상당 부분 막혀 있다. 특히 심혈관질환과 뇌혈관질환, 신장질환, 고혈압, 당뇨병으로 시술, 수술을 받았거나 약을 오래 복용한 사람들의 모세혈관 상태는 더욱 심각하다.

따라서 모세혈관만 잘 열어주면 심·뇌혈관질환, 부정맥, 신장병, 고혈압, 당뇨병만 치유되는 것이 아니라 원인을 알수 없는 많은 질병들이 개선되는 것을 경험하게 된다. 모세혈관이 열려서 혈류가 왕성해지면 세포에서 일어나는 산소·영양소와 이산화탄소·노폐물의 물질교환이 활발해진다. 이렇게 되면 모든 신체기능들이 건강을 되찾는 것은 당연한 일이다.

복용하는 약의 종류가 많은 사람일수록 세포내 물질교환이 제대로 이루어지지 않아 더 빨리 신체의 여러 기능들이 저하되는데 이는 곧 숨어있는 모세혈관의 상태를 말해주는 것이다.

영양치료는 바로 이 모세혈관을 건강한 상태로 되돌리기 위해 다각적인 방향으로 관리를 하게 된다. 그렇다 보니 영양치료를 시행하는 이유와 질병은 각기 다르지만 하나같이 생각지도 않았던 곳들이 좋아지고 회복되었다는 얘기를 듣게 된다.

그래서 영양치료를 시행한다는 것은, 하는 만큼 여러분의 혈관나이가 젊어진다는 것을 경험하게 될 것이다.

목 차

part 3   신장병 영양치료 77

Part

1

심·뇌혈관질환
영양치료

늘 위험이 내재된 혈관질환

현대의학이 발전한 지난 100여년 동안, 특히 지난 50여년 동안 의학은 눈부신 발전을 이루어 왔다. 한국의 의료수준과 기술도 세계적 수준에 와 있으며 특히 외과적 수술에 있어서는 세계 최고수준을 자랑하고 있다.

의료장비 또한 최첨단이다. 일본에는 한대도 없는 대당 100억원이 넘는 PET-MRI 장비도 우리나라와 미국은 각각 4대씩 가지고 있다. 의료기술을 배우러 한국을 찾는 외국 의료진의 발걸음도 끊이지 않고 있다.

그 결과는 심장병에 관한 통계 하나만 봐도 놀라지 않을 수 없다. 심장병은 특히 40대 남성의 가장 큰 사망 요인이었지만 지금은 심장병으로 인한 사망률이 예전에 비해 두드러지게 감소했다. 그리고 심장병과 더불어 주요한 사망원인이었던 뇌졸중의 경우도 3시간 내에 응급실로 이동할 경우 30% 정도는 시술이나 수술을 받은 그 다음날 퇴원할 수 있게 되었다.

그러나 심·뇌혈관질환은 모든 질병가운데 돌연사의 위험이 가장 높아 여전히 두렵고 긴장된 질환이다. 약물치료와 시술, 수술로 막힌 혈관을 처치한다해도 이는 응급처치일 뿐이다. MRI(자기공명영상)나 MRA(자기공명혈관영상)에서 보이는 혈관병변은 '빙산의 일각'에 불과하기 때문이다.

필자의 지인 중에는 스텐트를 10개를 넣은 사람과 22개까지 넣은 사람도 있다. 현재 영양치료를 시행하는 환자들 중에서는 스텐트를 4

개 넣은 사람이 최대 숫자이다.

그리고 협심증 진단을 받았거나 스텐트시술, 풍선혈관성형술 또는 관상동맥우회술을 받은 사람들은 시술이나 수술 한번으로 치료가 끝나는 것이 아니다. 그들은 이후에도 항응고제, 항혈소판제 외 몇가지 약을 평생 먹어야 한다.

약을 먹어야 하는 이유는 혈전이 생기는 것을 억제하여 혈관이 다시 막히는 것을 방지하기 위해서다. 그런데도 스텐트 시술이 한번으로 끝나지 않는 경우가 많다는 사실은 무엇을 의미하는지 생각해 보아야 한다.

게다가 약의 부작용도 만만치 않다.

스텐트 시술이나 관상동맥 우회술 이후에 복용하는 약은 크게 3가지로 나눌 수 있다. 첫 번째는 항혈소판제이다. 항혈소판제는 스텐트나 이식혈관의 혈전을 예방하기 위해 병원에서는 평생 복용할 것을 권한다. 두 번째는 고지혈증 약인데 좁아진 혈관의 파열을 예방하고 혈중 콜레스테롤 수치를 낮추는 역할을 하므로 2차 예방을 위해 처방하는 약이다. 세 번째는 심장으로 가는 혈액량을 증가시켜 허혈증상을 완화하는 약이다.

그러나 이 모든 약들은 효과도 뛰어나지만 그만큼 부작용도 크다. 항혈소판제는 혈소판뿐만 아니라 모든 세포에 작용하기 때문에 출혈과 같은 부작용이 광범위하게 나타날 수 있다.

어디 부딪힌 기억도 없는데 피부에 멍이 드는 현상이 바로 그것이다. 멍이 드는 것은 혈관 벽이 터지고 파괴되어서 혈관 안에 들어있던 헤모글로빈(적혈구)이 피부조직으로 쏟아져 나온 것이다.

물론 약을 한 주먹씩 복용해도 부작용을 못 느끼는 사람들도 있다. 피부와 근육층 그리고 혈관 내벽이 두껍고 위장 점막이 튼튼한 사람들은 당장에는 부작용 증상에 둔감 할 수도 있다.

그러나 약을 장복할 경우 크건 작건 간에 부작용은 반드시 수반되는데, 문제는 약의 부작용이라는 사실을 모르고 다른 원인에 의해 새로운 질환이 발생한 것으로 여기기가 쉽다는 것이다. 혹시 약의 부작용을 염려하여 환자가 질문을 하더라도 구체적인 설명이나 답변을 듣기는 어려운 의료현실이다.

다음 장의 영양치료 사례를 참고해 보면 혈액의 응고를 막아주는 약이나 혈전을 용해하는 약을 장기간 복용하게 되면 예외없이 부작용과 합병증을 겪게 된다는 사실을 알 수 있다. 시술이나 수술을 받은 환자들은 대부분 혈압약을 오래 복용한 사람들이었고, 그들에게 나타나는 가장 심각한 부작용은 신장(콩팥) 기능이 떨어지는 것이다.

심·뇌혈관질환자가 시술이나 수술로 생명을 건졌다면 당장은 약을 한 주먹씩 먹는다고 해도 현재 살아있는 것 자체로 첨단의학에 감사해야 할 일이다. 그러나 각종 합병증의 위험을 생각한다면 약의 부작용을 막을 수 있는 대안을 반드시 찾아야 한다.

심·뇌혈관질환 영양치료 처방

심혈관질환 또는 뇌혈관질환에 처방되는 제품은 '징코후'와 '채움후', '레시틴골드' 등 3가지이다.

심·뇌혈관질환으로 시술이나 수술을 받은 사람들의 처방도 동일하다. 시술이나 수술 후에도 계속 복용해야 하는 항혈전제와 항응고제의 부작용과 합병증을 막는 것이 관건인데, 세가지 제품에는 소화관 점막과 혈관 내벽과 신경 보호막이 약에 의해 손상되는 것을 막아주고 재생에 필요한 성분이 충분히 함유돼 있다.

제품의 기능성과 개발동기에 관한 설명은 Part5(제품별기능성)에서 자세히 다루기로 하고 몇 가지 기능만 요약하면 다음과 같다.

먼저 '징코후'는 모세혈관을 넓혀 혈액이 잘 통하도록 만들어주는 은행잎 추출물과 혈관 내벽을 튼튼하게 하는 유백피추출물이 함유돼 있다. '채움후'는 소화기관 점막과 혈관내벽을 빠르게 재생하고 회복시키는 기능이 있다.

'레시틴골드'에 함유된 레시틴(50%)은 물과 기름이 잘 섞이도록 하는 유화작용이 뛰어나 LDL 콜레스테롤과 중성지방 수치를 낮추는 역할을 한다. 또한 뇌의 구성물질 약 30%가 레시틴이고 뇌, 척수 및 72km에 달하는 신경보호막(미엘린수초)도 3분의 2가 레시틴으로 구성되어 있어 신경세포 회복에도 도움을 준다.

뿐만 아니라 레시틴골드에는 위, 소장, 대장의 점막과 혈관 내벽의 보호막을 형성하는 '초유'와 '젤라틴'이 함유돼 있어, 항혈전제와 항응고제의 출혈부작용을 막아주고 약을 줄이거나 끊을 수 있는 시간을 상당히 줄여 준다.

현재 영양치료를 받는 사람들은 스텐트 시술이나 관상동맥 우회술을 받은 사람들과 시술이나 수술을 받지 않고 약으로만 관리하는 사람들 두 부류로 나뉜다.

이들 중에 시술이나 수술후의 후유증과 약의 부작용을 관리하기 위해 영양치료를 시작한 사람은 얼마되지 않는다. 장기간 소변에 거품이 보이거나 신장병 진단을 받은 사람이 대부분이다. 심·뇌혈관질환은 대부분 응급으로 시술이나 수술을 받는 경우가 많아서 약의 부작용은 생각할 겨를이 없었을 것이다.

심·뇌혈관질환에 복용하는 약들은 인체의 모든 모세혈관을 손상시키므로 다양한 부작용을 일으키지만 약의 독성은 신장을 통해 걸러지기 때문에 신장 내 사구체(모세혈관 덩어리)에 가장 심각한 손상을 입힌다. 그 초기 증상이 소변거품으로 나타난 것이다.

모세혈관과 말초신경 그리고 점막에 대해 필자만큼 오랜 세월을 두고 깊이 연구하고 경험한 사람은 없을 것이다. 그로 인한 고통을 오랜 세월 직접 겪었던 사람이기 때문이다. 위 3가지 제품을 비롯하여 오랜 세월에 걸쳐 직접 개발한 30여 가지의 제품들은 필자가 살기 위해 스스로를 실험해가며 사력을 다해 만든 제품이다.

필자는 위 점막이 약해 거친 채소나 나물, 건강에 좋은 현미밥도 속이 쓰려 먹지 못했고, 돼지고기나 고등어, 꽁치, 갈치 같은 생선은 입에 대지도 못했던 사람이다. 면역력이 약해 감기에 한번 걸리면 몇 달간 고생을 하다보니, 감기에 걸리지 않으려고 얼마나 노심초사했는지 모른다. 여름철에도 몸이 시려 에어컨 바람을 쐴 수 없었으며, 감기에 걸리거나 몸이 아파도 약을 복용하면 몸이 아픈 것보다 약의 부작용이 더 고통스러울 정도로 약에는 더 예민했던 사람이다.

64세 때는 오른쪽 뇌혈관 하나가 파열직전에 발견되어 간신히 위기를 넘겼지만 그때도 약을 사용하지 못했다. 병명은 '대뇌동맥박리'였다. MRI상에 혈관 위쪽은 풍선처럼 부풀어 있었고 아래쪽 혈관은 실핏줄처럼 가느다랗게 좁아져있었다. 뇌동맥류는 예고 없이 파열되는 경우가 많다고 하는데, 망치로 머리를 맞은 듯한 극심한 두통이 있어 병원을 찾았던 것이다.

담당 의사는 좁아진 뇌혈관에 스텐트를 넣어 혈관을 넓히는 시술을 권했지만, 아스피린 한 알도 먹지 못하는 지라 시술 후에 항혈소판제, 항응고제 등 몇 가지 약을 복용해야 한다는 사실을 알기에 병원 치료를 거부하고 그냥 집으로 돌아왔다.

검사에서 이상이 생긴 것을 발견한 당시는 낙심이 컸고 1년여 이상 기억력과 집중력, 판단력이 떨어지고 발음이 어눌해져서 고생을 많이 했다. 그러나 이 책을 쓰고 있는 지금 생각해 보면 병이 생기고 회복되는 과정에서 알게된 인체의 엄청난 자생력에 감탄하고 감사할 뿐이다.

필자는 25세 때 사고로 흉추(등뼈)를 다친 이후, 한번 시작되면 머리와 목과 등줄기를 타고 전신에 걸쳐 짓누르는 통증을 20년도 넘게 겪어야 했다. 뇌혈관은 그때 이미 손상이 시작되어 파열 직전 상태까지 약해졌던 것이다. 그런 와중에 개발한 '징코후'와 '채움레시틴' 그리고 10년 전에 개발한 '채움후(혈관 생성 촉진)' 세 가지 제품으로 영양치료를 시작했다. 그리고 1년 6개월 후에 MRI 검사를 받아본 결과 실핏줄처럼 가느다랗게 좁아져있던 혈관은 완전히 회복되었고 꽈리처럼 부풀어 있던 혈관도 작은 흔적만 남아 있었다.

심·뇌혈관질환 영양치료 사례

[사례 1]

이용환 씨(남 62세 신장 167cm 체중 60kg)는 갑자기 가슴에 심한 압박감과 통증을 느껴 병원을 찾았더니 관상동맥 3군데가 다 막혀 있고 석회가 많이 꼈다는 검사결과가 나왔다. 스텐트 시술이 가능한 혈관 2군데만 급히 스텐트로 넓힌 상태에서 항혈소판제와 고지혈증약을 복용해 오다가 지인의 소개로 영양치료를 시작했다.

소변에 거품이 나온 지 5년이 넘었고 10년 전부터 당뇨를 앓고 있었지만 운동을 통하여 당화혈색소 수치를 6으로 유지하고 있었는데, 점점 숨이 차서 운동을 못하게 되자 혈당도 올라갔고 0.9mg/dl를 유지하던 신장 크레아티닌 수치도 1.2mg/dl로 높아졌다.

당뇨 때문에 운동을 하지 않으면 안되는 상황이었지만, 이 씨는 심장에 무리가 오는 걸 감안하여 심장에 부담이 없는 스쿼트운동(무릎을 90도 정도만 굽혔다가 일어서는 동작)을 권했고, 가려야 할 음식에 대해서도 자세히 설명을 했다. 혈전이 형성되는 것을 억제해주는 항혈소판제를 비롯하여 복용하는 약의 종류가 너무 많아 두 가지 정도만 끊으라고 조언을 했지만 불안감 때문에 받아들이지는 않았다.

그런데도 불구하고 3개월이 지나자 숨찬 증상이 사라졌고 혈당이 안정되었으며 크레아티닌 수치도 1.0mg/dl으로 떨어졌고 소변에 거품도 많이 줄어들었다.

이 씨의 경우 크레아티닌 수치와 사구체여과율이 정상 범위를 넘기 전에 영양치료를 시작했기 때문에 좋은 결과를 얻을 수 있었다. 신장이 조금만 더 손상되었다면 몇 년 지나지 않아 투석을 준비해야 하는 상황이 된다.

스텐트 시술을 받으면 항혈전제 사용이 불가피하여 소화기관 점막과 혈관 내벽이 손상을 입게 되는데 그 영향은 모세혈관 덩어리로 이루어진 신장 사구체에 가장 많이 미친다.

[사례 2]

정희진 씨(남 67세 신장 169cm 체중 75kg)도 소변 거품 때문에 영양치료를 시작한 사람이다. 당뇨약을 6년동안 복용했으며 심장혈관에 스텐트를 하나 넣었고, 다리 혈관에는 스텐트를 2개나 넣었다고 했다. 정씨는 당뇨약을 복용한지 1년 후부터 소변에 거품이 나오기 시작하여 5년째 계속되고 있었는데, 병원에서는 대수롭지 않게 얘기해서 안심이 되면서도 한편으로는 늘 불안했다고 한다.

3년전 폐기종 진단을 받은 후로는 기침, 가래, 호흡 곤란 등의 증상과 수족냉증이 심해지면서 최근에는 발바닥 감각까지 둔해져 많이 힘들다고 했다.

정 씨는 영양치료를 시작하고 나서 다양하고 복잡하게 나타나던 증상들이 하나씩 개선되는 것을 보면서 『만성병 난치병 영양치료』에서 설명한 대로 영양치료를 통해 몸이 전체적으로 회복되는 것을 느꼈다고 했다.

정 씨는 심장병을 비롯하여 본인이 겪었던 폐기종, 수족냉증, 발바닥 감각장애 등의 증상들이 모두 모세혈관 문제에서 시작됐다는 사실이 이해가 된다며 고마움을 전했다.

또한 스텐트 시술을 받고 여러 가지 약을 복용하기 시작할 때 모세혈관에 대한 지식을 조금 더 일찍 알았더라면 몸이 이정도가 되도록 방치하지는 않았을거란 아쉬움도 토로했다.

[사례 3]

최희진 씨(남 69세 신장 168cm 체중 53kg)는 53세때 당뇨병 진단을 받고 약을 복용하다가 7년전부터는 인슐린 주사로 관리하고 있다. 심장혈관에 스텐트를 2개 삽입하였고 심상선 건선으로 피부병 약까지 복용하면서 건강에 대한 염려와 불안이 많았는데 지인이 소개한 필자의 책을 읽고 나서는 약의 부작용을 막을 수 있겠다는 확신이 들어 마음이 참 편안해졌다고 한다.

영양치료를 시작하면서 운동은 주로 자전거 타기와 걷는 것을 하루 2시간 정도 했는데 2달 후 당화혈색소가 8.6에서 7.0으로 떨어졌고 피부병 약은 4개월만에 끊게 되었다. 최 씨가 그동안 복용했던 약들은 하나같이 모세혈관을 파괴하는 약들이다. 몸 곳곳에 멍이 너무 많이 들어 항혈소판제를 끊는 것을 목표로 철저한 식단관리를 하고 있다.

[사례 4]

이승현 씨(여 67세 신장 154cm 체중 68kg)는 20년 전에 심장혈관 수술(관상동맥 우회술)을 받았던 사람이다. 당뇨와 고혈압 약을 복용한지 10년 만에 관상동맥이 막혀 수술을 받았다고 했다.

복용하는 약의 가지수가 늘어나면서 수족저림 증상과 부종이 심해 검사를 받아보니 신장 기능은 25%가 남았고, 당뇨합병증인 망막증으로 왼쪽 눈은 실명했다. 오른쪽 눈도 시력이 떨어졌으며 몸에 한기를 느끼기 시작하면서부터는 감기를 달고 살았다고 했다.

영양치료를 시작한 지 3개월이 지나자 몸이 따뜻해지면서 이때부터는 감기에 잘 걸리지 않게 되었고, 실명한 눈은 전혀 변화가 없었지만 시력이 저하된 왼쪽눈과 수족저림과 부종은 상당히 호전되었다. 이 씨의 경우 폭식을 하는 습관이 있고, 운동을 거의 안하는 편이어서 운동을 규칙적으로 꾸준히 해주고 폭식하는 습관을 고쳐야 혈액투석을 받지 않고 살아갈 수 있을 거라고 여러 번에 걸쳐 강하게 당부했다.

[사례 5]

김정필 씨(남 69세 신장 169cm 체중 70kg)는 집에서 샤워를 하던 중 오른쪽 팔다리에 힘이 빠져 그대로 주저앉았다. 가족들에게 도움을 청하려 했지만 말이 전혀 나오지 않았다. 다행히 김 씨가 주저앉을 때 물건을 떨어뜨리는 소리가 가족들에게 들려 급히 병원에 갈 수 있었다.

CT촬영 결과 왼쪽 뇌혈관이 막힌 뇌경색증 진단을 받고, 막힌 뇌혈관에 스텐트 시술과 약물치료를 시작했다. 평소에는 운동을 많이 했지만, 병이 난 후 다리에 힘이 없고 어지러워 운동을 못하게 되자 혈압과 혈당이 높아져 또 약을 추가해야 했다. 그 후로 머리에 비듬이 생기고 귀에서 소리가 나고 또 허리가 많이 아파 검사를 받아보니 척추관협착증 진단이 나왔다. 허리는 젊었을 때부터 아팠으나, 운동을 꾸준히 하다 보니 큰 불편은 없었는데 운동을 못하게 되자 빠른 속도로 악화된 것이다.

김 씨가 복용하는 약들은 모두 혈관을 더 손상시키는 약이었지만 다행히 몸이 따뜻하고 건강한 체질이다 보니 예후는 좋았다. 영양치료를 시작한 지 4개월이 지나자 머리에 비듬이 없어지고 발바닥에 땀이 나면서 젊었을 때처럼 발냄새가 나는 것이 신기하다고 했다. 조금씩 다리에 힘이 생기면서 하루 40분 정도 운동을 할 수 있게 되자, 귀에서 들리던 '이명' 증상과 허리와 다리의 통증도 거의 사라졌다. 8개월 즈음에는 혈압도 정상으로 회복되어 당뇨약 외에는 모든 약을 끊었다는 연락이 왔다.

[사례 6]

문정선 씨(여 67세 신장 165cm 체중 51kg)는 10년전 급성 심근경색으로 스텐트 시술을 받았는데, 그 이후로 우울증, 불면증, 신경통성 근위축증, 어깨 회전근개파열 등 여러 종류의 증상이 한꺼번에 왔다고 한다. 여러 증상에 시달리다보니 체중이 7kg나 빠지면서 대상포진까지 와서 또 한참을 고생했는데, 병원에서 처방해준 약이 10가지를 넘어 약을 먹는 일이 보통 일이 아니라고 했다.

혈관에 스텐트시술을 받은 환자는 혈관이 다시 막히는 것을 막기 위해 혈전을 방지하는 약은 필수적으로 복용해야 한다. 하지만 혈전을 녹이고 혈액의 응고를 막아주는 항혈소판제나 항응고제는 어느 것 하나도 출혈의 부작용을 피할 수가 없다. 항우울제 역시 혈관을 약화시키거나 출혈 위험을 높일 수 있으며, 통증과 염증을 치료하는 약들도 혈관을 손상시키는 약들이다.

문 씨는 어깨 통증이 심할 때는 스테로이드 주사가 아니면 통증이 잡히지 않아 계속 스테로이드 치료를 받아왔다. 그 후로 본래 몸이 따뜻한 체질이었지만 얼마 전부터는 추위를 많이 탄다고 했다. 스테로이드제나 진통소염제를 장기간 사용하면 혈관을 수축시켜 몸이 따뜻했던 사람도 수족냉증이 생기게 되고 추위를 타게 된다.

영양치료를 시작한 지 2개월 정도 되었을 때 스테로이드 치료를 끝냈고, 4개월이 지나자 복용하던 약을 절반이나 줄일 수 있게 되었다. 그리고 하루 1시간 30분 정도 운동을 할 수 있을 정도로 회복되었다.

[사례 7]

구연정 씨(여 65세 신장 160cm 체중 53kg)는 심장의 관상동맥 3개 중 하나가 막혀 스텐트 시술을 받았다. 병원에서 처방해준 약을 먹었는데 온몸에 멍이 들어 약을 먹을 수가 없었다. 담당 의사에게 이러한 상황을 전하고 약 처방을 몇 번이나 바꾸었지만 전혀 개선되지 않았다.

견디다 못해 약을 중단하고 영양치료를 시작한 구 씨는 척추관협착증과 오십견, 퇴행성관절염까지 있어서 통증도 심했지만 소염진통제 한 알을 못 먹는 사람이다. 위가 약한 사람들은 소염진통제는 물론 항혈소판제나 항응고제와 같은 약은 엄두도 내지 못한다. 구 씨는 위장이 약해 약을 먹지 못한 것이 오히려 영양치료 효과를 높이는 계기가 되었다.

현재 '징코후'와 '채움후', '채움레시틴' 3가지 제품을 사용한 지 2년 3개월 되었으며 심혈관뿐 아니라 허리, 어깨, 무릎 통증도 잘 관리되고 있다.

[사례 8]

김수영 씨(여 74세 신장 152cm 체중 68kg)는 심장 관상동맥 3개 중에 하나는 완전히 막혔고 하나는 40%, 하나는 70%가 막힌 상태였다. 완전히 막힌 혈관에 스텐트 시술을 시도했지만, 스텐트가 들어가지 않아 시술을 받지 못했다고 한다.

병원에서는 관상동맥우회술을 권했지만 나이가 있다보니 수술후에 오는 후유증이 무서워 약물 치료만 받기로 하고 퇴원했다. 관상동맥우회술은 다른 부위의 자기 혈관을 떼어서 혈액이 막힌 심장의 혈관을 거치지 않고 돌아갈 수 있도록 새로운 길을 만들어주는 수술이다. 항혈소판제 외에 몇 가지 약을 2년 정도 복용하고 있을 때 지인의 소개로 영양치료를 시작했다. 병원 처방약만 복용할 때는 숨이 차서 운동을 거의 못했는데 영양치료를 시작한지 4개월쯤 지나자 30분 이상 걸어도 숨이 차지 않았고, 다리 부종이 빠지기 시작했으며 심박동수는 분당 60~70으로 정상수치로 돌아왔다. 영양치료를 시작할 당시 김 씨의 심박동수는 분당 155였다.

심박동수가 정상수치로 감소 된 것은 심장에서 거리가 먼 말초혈관까지 혈액을 보낼 수 있는 힘이 회복되었다는 것을 의미한다. 체중을 빼기 위하여 매끼 야채샐러드를 먹는다는 김 씨의 목소리가 전과 달리 힘이 넘쳤다.

[사례 9]

정경민 씨(남 67세 신장 168cm 체중 65kg)는 혈압약을 7년 전부터 복용해 왔는데, 3년 전 심한 흉통이 와서 병원을 찾았더니 심장 관상동맥 중의 하나가 막혀 스텐트 시술을 받았다고 했다. 정 씨 역시 소변에 거품이 나와 영양치료를 시작한 사람이다. 혈압약을 먹은지 2년 정도 지나서부터 소변에 거품이 나오기 시작했고, 스텐트 시술 후 항혈전제를 복용하고 나서는 거품이 더 많이 나온다고 했다.

혈압약을 처방받을 당시 혈압은 수축기/이완기 140/90이었다. 혈압약을 먹고부터는 수축기/이완기 115/70으로 혈압이 잘 조절되었다. 정 씨도 안심이 되었고 담당 의사도 심장병이나 뇌졸중에 대한 걱정을 하지 않아도 될 거라고 했었는데 심장혈관에 문제가 생긴 것이다.

그리고 소변 거품 때문에 신장내과 두 곳에서 정밀 진단을 받았지만, 신장 기능을 나타내는 사구체 여과율과 크레아티닌 수치는 정상으로 나왔다고 했다. 정 씨는 지인의 소개로『만성병 난치병 영양치료』를 읽게 되었고, 책을 읽고 나서야 소변거품 증상과 심장혈관이 막힌 이유를 이해할 수 있었다고 했다. 영양치료를 시작하고 4개월이 지나자 소변거품이 많이 줄고 4년간 앓았던 편두통이 사라지는 걸 보면서, 이제는 또다시 심장혈관이 막히지 않을까, 약 때문에 신장이 나빠지지는 않을까, 하는 불안과 두려움도 없어졌다고 했다.

[사례 10]

강기수 씨(남 59세 신장 170cm 체중 70kg)는 39세 젊은 나이에 고혈압 진단을 받고 그때부터 혈압약을 먹어왔다고 한다. 혈압 수치는 수축기/이완기 130/80으로 잘 유지되었으나 혈압약을 복용한지 2년 후 부터 소변에 거품이 나오기 시작했다. 44세 때 급성 심근경색으로 스텐트 시술을 받았고 항혈전제와 콜레스테롤약을 추가로 복용해야 했다.

3년 전 56세 때는 오른쪽 신장에 암이 발견되어 신장 하나를 떼내는 수술까지 받아야 했다. 강 씨가 영양치료를 시작하게 된 건 신장기능이 15% 이하로 떨어졌을 때였다.

사구체여과율이 15% 미만이면 투석을 받아야 생명을 연장할 수 있는 심각한 상태인데, 그런데도 아무런 자각 증상이 없다고 했다. 강 씨는 그 흔한 감기 한번 걸린 적이 없었던 건강한 사람이었다. 필자와 같이 몸이 약해서 약을 먹을 수 없었다면 심근경색증이 발생하거나 신장암이 생기거나, 신장 사구체가 손상될 이유가 없는 사람이다.

[사례 9]정 씨가 혈압약을 처방받을 67세 당시 혈압은 수축기/이완기 140/90이었다. 정 씨의 혈압은 약을 먹지 않고도 충분히 식단과 운동으로 관리할 수 있는 수치였다. 정 씨 역시 혈압약을 먹지 않고 관리를 했다면 소변에 거품이 나오거나 심장혈관이 막혀 스텐트 시술을 받을 이유가 없는 사람이다. 아직은 크레아티닌과 사구체여과율이 정상 범위에 있어서 만성신부전은 예방할 수 있어 다행이지만 안타까운 사례가 아닐 수 없다.

필자는 '뇌동맥류'가 생겼을 때 수축기 혈압이 170, 이완기 혈압이 100으로 높게 나왔지만 그때도 혈압약을 먹어내지 못했다. 약을 먹으면 어지럼증도 심했지만 몸이 땅밑으로 가라앉는 것 같아 아무 일도 하지 못했다. 의사는 혈압약을 몇 가지 바꿔서 처방해주었지만 아무리 약한 것도 이겨내지 못했다.

영양치료를 하면서 매끼 먹는 식사량을 조금 줄이고 대신 오래 씹는 습관을 들였다. 그렇게 8개월 정도 지나자 수축기 혈압이 140, 이완기 혈압이 90 으로 떨어졌고 요즘은 수축기 혈압은 130~140, 이완기 혈압은 80~90 정도를 유지하고 있다.

가끔 컨디션이 좋지 않을 때 혈압을 체크해 보면 수축기 혈압이 120, 이완기 혈압이 70 으로 낮게 나온다. 기초대사량이 워낙 낮고 수족냉증이 심하다 보니 필자는 혈압이 120 아래로 떨어지면 오히려 몸 상태가 아주 나빠진다.

만성병 치료에 쓰이는 대부분의 약들이 그렇지만 혈압약 역시 증상을 일시적으로 완화시켜주는 약이다. 그러나 약 처방을 최선으로 아는 의사들은 혈압약은 평생 먹어야 하며 혈압약을 끊으면 뇌출혈이 발생할 수 있으니 정해진 복용 시간에 맞추어 지속적으로 복용할 것을 당부한다.

그러나 의사가 아무리 권해도 고혈압 진단 기준을 터무니없이 낮췄다는 사실을 알게 되면 혈압약 사용에 신중을 기하게 될 것이다.

국내 고혈압 진단기준

미국의 경우 정상 혈압을 140/90(최고혈압/최저혈압) 미만으로 보던 기준을 2003년도에 갑자기 120/80 미만으로 하향 조정했다. 주로 미국의 진단기준을 따르고 있는 우리나라는 현재 130/85 이상일 때 고혈압으로 진단하고, 140/90 이상일 때 약을 처방하는 것을 원칙으로 하고 있다.

일본은 160/95 이상이던 고혈압 진단 기준을 2000년도에 140/90 이상으로 낮추었다. 그 결과 어제까지 건강하던 최고 혈압 150, 최저 혈압 92인 사람이 하룻밤 새에 환자가 되어 약을 먹어야 하는 처지가 된 것이다.

독일의 경우 1900년대 초에는 160/100 이상인 경우를 고혈압으로 진단하고 치료했다. 이 시기에 독일 내 고혈압 환자는 700만 명이었다. 그런데 1974년, 독일에 '고혈압퇴치연맹'이 설립되고 140/90 이상이라는 새로운 진단 기준을 권고한 뒤로 갑자기 고혈압 환자의 수가 3배나 늘어났다. 당시 고혈압퇴치연맹의 후원자들은 대부분 제약회사 관계자들이었다.

사실 혈압은 체질에 따라, 상황에 따라, 나이에 따라 수시로 변하며, 사람마다 허용되는 혈압의 범위 또한 다르다. 그런데도 병원에서는 절대수치를 벗어나면 무조건 '고혈압 환자'로 보고 혈압약을 처방하고 있다.

혈압약의 가장 큰 문제점은 약을 먹다가 중단하면 다시 혈압이 높아지는 것이다. 그래서 혈압약은 한번 먹으면 평생 먹어야 한다는 말이 상식처럼 되어 있다.

혈압약을 복용하면 혈압이 내려가서 혈관이 터질 확률은 낮아지지만, 반면 혈관이 잘 막히게 된다. 혈관이 좁아져 있는데다 혈압을 낮추면 혈류 속도가 더 느려지면서 혈관벽에 콜레스테롤과 같은 노폐물이 쉽게 달라붙게 된다.

작은 개울물이 장마때 물살이 거세지면 모든 쓰레기가 떠내려가지만 물이 줄고 유속이 느려지면 물청태가 끼고 쓰레기들이 쌓이는것과 비슷한 상황이다. 혈압이 높아 혈액이 빨리 흐르면 피가 엉기려고 하다가도 풀어지지만 피가 천천히 흐르면 그만큼 혈액은 탁해지고 엉기기 쉽다.

그 결과 혈관이 터져 발생하는 뇌출혈 환자는 크게 줄었지만, 심장 혈관과 뇌혈관이 막혀 스텐트 시술을 받는 사람들이 증가하게 되었다. 전국에서 스텐트 시술을 받는 환자가 매년 6만명에 이른다고 한다. 이렇다 보니 스텐트 시술 후 혈관 안에 새롭게 생기는 내막의 과도한 증식 때문에 시술 이후 나타나는 후유증 관리가 중요한 문제가 되고 있다.

후유증과 재발을 방지하기 위해 병원에서 할수 있는 일은 아스피린 같은 항혈소판제와 와파린 같은 항응고제를 사용하는 것이다. 그러나 항혈전제를 사용하면 출혈의 위험이 증가하고 항혈전제를 사용하지 않으면 더 심각한 심뇌혈관계 합병증이 발생하게 된다.

현대의학은 인체를 기관마다, 부분마다 세분화해서 다루며 빠르게 발전해 왔다. 의료진단 장비의 발달로 인체를 보다 세밀하게 꿰뚫어 볼 수 있게 되었고, 이로인해 응급의학과, 외과 질환에서 큰 성과를 거두었다.

그러나 우리 몸은 각 기관과 세포 하나하나가 긴밀하게 연결되어 기능한다는 사실을 안다면 어느 한 부위에 병이 생겼다고 해서 병의 원인이 그 부위에만 있는 것이 아니라는 것도 알게 될 것이다.

그러므로 시술, 수술 등 응급처치로 위기를 넘겼다면 이제라도 현재 자신이 복용하고 있는 약들이 어떤것인지 바로 알고, 약의 부작용에서 건강을 지킬수 있는 대안을 마련해야 한다.

심·뇌혈관 시술, 수술 후 복용하는 약의 종류와 부작용

스텐트 삽입술은 관상동맥 질환의 가장 중요한 치료법이 되었다. 스텐트 시술은 좁아진 관상동맥 부위에 스텐트라는 금속 그물망을 써서 확장 시키는 시술로, 기존의 풍선확장술에 비해 유용한 치료법으로 알려져 있다. 그러나 스텐트 삽입술 이후 시술부위 재협착 발생률이 높아 최근에는 재협착 빈도가 현저히 낮은 약물용출 스텐트가 개발되어, 점차 사용이 증가하고 있다. 혈관에 스텐트를 삽입하다가 혈관 내에 상처가 생기면, 그 자리에 세포가 증식해 혈관이 다시 막힐 수 있는데, 약물용출 스텐트는 스텐트 안쪽에 세포 증식 억제제가 발려 있어서, 혈관이 다시 막히지 않도록 해준다.

약물용출 스텐트를 사용할 경우 일반 금속 스텐트에 비해 혈관이 재협착되는 비율이 낮아졌지만, 후기 스텐트 혈전증이라는 치명적인 합병증이 문제가 되고 있다. 후기 스텐트 혈전증이란 스텐트를 삽입한 그 자리에 혈전이 생기면서 혈관이 막히는 것을 말한다.

이 합병증은 치명적일 수 있어서 약물용출 스텐트 시술을 받은 사람들은 의사의 중단 지시가 있을 때까지 아스피린과 항응고제를 최소 1년 동안 함께 사용해야 하며 아스피린은 평생 복용할 것을 권한다.

항혈전제에는 클로피도그렐, 와파린, 헤파린, 리독사반, 다가비트란, 아픽사반, 아스피린 등이 있으며 주로 뇌졸중, 심근경색, 말초혈관 동맥경화의 재발방지를 위한 이차예방에 사용한다. 항응고제는 혈전성 질환을 가진 환자의 장기관리를 위해서 사용한다. 그리고 항응고제의 약리효과는 항혈소판제와 유사하지만 그 강도가 훨씬 강하기 때문에 출혈의 위험도 비례하여 증가한다.

항혈전제 (항혈소판제, 항응고제)의 종류와 부작용

클로피도그렐 : 일반적인 부작용으로는 두통, 메스꺼움, 타박상의 용이, 가려움, 속쓰림이 포함된다. 더 심각한 부작용으로는 출혈, 혈전성 혈소판 감소성 자반증이 포함된다. 혈전성 혈소판 감소성 자반증은 미세혈관에서 형성된 미세혈전이 여러 장기를 침범하여 혈관 내피 세포의 증식에 의한 용혈성 빈혈, 혈소판 감소증과 함께 신장과 중추 신경계 증상을 동반하는 질환이다.

와파린 : 와파린은 일차적으로 혈전증의 발생을 감소시키기 위해 사용되기도 하고 이미 혈전이 생긴 상태에서 혈전 형성의 진행을 막기 위해 사용되기도 한다. 부작용으로는 피부에 멍이 들거나 양치나 면도 시 피가 날 수 있고, 코피나 상처로 인한 출혈이 있거나, 혈변을 보거나, 구토나 기침을 할 때 피가 나올 수 있다. 두통, 가슴 통증, 어지럼증이나 몸에 부종이 생기기도 한다.

와파린의 성분은 소가 먹은 목초에서 발견되었다. 목장에서 풀을 뜯고 있던 소들이 어느 날 코피를 흘리며 죽어갔다. 목초에 혈액이 굳는 것을 억제하는 성분이 있음을 알게된 제약회사가 이 목초에서 항혈액응고제를 개발한 것이다.

헤파린 : 헤파린은 기존의 혈전이 커지지 않도록 하는 동시에 새로운 혈전이 생기지 않도록 막아준다. 헤파린의 부작용 역시 출혈이다. 장복할 경우 골다공증과 자발적 골절을 유발시킬 수 있다

리바록사반 : 리바록사반은 혈액 응고에 의해 혈전이 만들어지는 것을 억제해주는 약이다. 부작용으로는 출혈, 빈혈, 위장장애, 부종, 멍이 잘 듬, 사지통증, 어지러움, 두통, 혈압감소, 가려움, 발진 등이 있다.

다비가트란 : 다비가트란은 혈액의 응고를 억제하거나 지연해주는 약이다. 와파린 대체제로 개발된 약으로 와파린에 비해 출혈 위험이 감소된 것으로 확인되어 한때 주목을 받았지만, 출혈 부작용과 관련해 미국 전역에서 4,000건의 소송에 휘말렸던 약이다.

아픽사반 : 아픽사반은 혈전이 형성되는 것을 막아주는 약이다. 기존의 항응고제만큼 잦은 혈액검사가 필요치 않고 음식물이나 다른 약제와의 상호작용이 적다는 장점이 있었으나, 출혈을 일으키는 부작용은 다른 약보다 더 심한 것으로 나타났다.

아스피린 : 아스피린은 고용량과 저용량 두 가지 종류가 있다. 고용량은 열을 내리고 염증을 가라앉히는 진통제로 쓰이고, 저용량은 혈전 생성을 예방하는 데 사용된다. 아스피린은 다른 약물에 비해 부작용이 적은 편이지만 아스피린 역시 장복하면 출혈이 발생하는 부작용은 피

할 수 없다.

살펴본 대로 혈액 응고와 혈전 생성을 막아주는 약의 부작용은 혈전이 만들어지는 혈소판과, 혈관 손상을 막는 건강한 혈소판을 구분하지 않고 작용하기 때문에 나타난다.

혈소판이 응집되는걸 약화시키면 혈전은 막을 수 있지만, 혈관에 문제가 생겨도 이를 보수하지 못하는 역작용이 생기게 된다. 혈소판은 피부와 점막을 비롯하여 신체 어느 곳이든 상처가 났을 때 출혈을 멈추게 하는 기능을 하는데 위와 같은 약들은 모두 혈소판의 기능을 방해하여 지혈이 되지 않는다. 이는 과다출혈, 지속적인 출혈로 이어져 또 다른 위험을 가져온다.

고지혈증약의 부작용

고지혈증약은 스텐트시술이나 관상동맥우회술을 받은 환자들에게 기본적으로 처방되는 3가지 약 중에 하나이며 대표적인 제품명은 리피도, 크레스토, 레스콜 등이 있다. 고지혈증 치료에 쓰이는 약의 종류가 많고 이름도 다 다르지만 고지혈증 약의 90% 정도는 스타틴 계열의 약이다.

스타틴 계열의 고지혈증약은 좁아진 혈관의 파열을 예방하고 혈중 콜레스테롤 수치를 낮추는데 아주 효과적이다. 그 외에도 혈액을 묽게 만들어주고 항산화, 항염증 작용도 있어 현재 병원에서 가장 흔하게 처방하는 약이다.

혈중 총 콜레스테롤 수치가 220 이상, 중성지방 수치가 200 이상, 저밀도 콜레스테롤 수치가 130 이상, 고밀도 콜레스테롤 수치가 40 이하라면 이는 이상지질혈증으로 반드시 정상범위로 조절해야 한다. 하지만 콜레스테롤은 우리 몸에 꼭 필요한 물질이므로 무조건 줄여서는 안 된다.

콜레스테롤은 특히 혈관을 강화하는 중요한 역할을 하고 있다. 그리고 부신피질 호르몬이나 성호르몬, 소화효소인 담즙산을 만드는 재료가 되므로 인체에 없어서는 안 되는 물질이다. 그래서 콜레스테롤은 따로 섭취하지 않아도 필요량의 80%가 간에서 만들어지는 것이다.

물론 콜레스테롤이나 중성지방이 과도하게 쌓이면 고지혈증으로 인해 심장의 관상동맥경화나 뇌동맥경화를 일으키지만, 콜레스테롤 수치가 너무 낮으면 혈관벽이 약해져 혈관이 터지기가 쉽다.

특히 뇌 기능이 최적으로 발휘되려면 반드시 콜레스테롤이 필요하다. 체내 콜레스테롤의 25%가 뇌에 존재하며 신경전달물질의 전달과정에서도 중추적인 역할을 하기 때문이다. 콜레스테롤이 부족하면 두뇌활동이 저하되고 우울증을 동반하며 피부도 까칠해지지만, 부신피질 호르몬, 남성 호르몬, 여성 호르몬 등 호르몬이 만들어지지 않는다.

콜레스테롤 부족으로 인한 가장 치명적인 부작용은 통증과 함께 근육에 괴사가 일어나는 횡문근융해증이다. 횡문근융해증은 스타틴 유발 근육병증에서 가장 흔한 합병증이다. 근육에 에너지 공급이 충분하지 않아 괴사가 일어나고, 이로 인해 생긴 독성 물질이 순환계로 유입되는 질환을 말한다.

독성 물질은 신장 기능을 저하시켜 소변 거품 증상과 급성 세뇨관 괴사나 신부전증을 일으키기도 한다.

혈관성형술이나 스텐트 시술을 받은 사람 중에는 출혈 부작용으로 고통을 받는 사람들도 많지만, 부작용을 느끼지 못하고 멀쩡하게 일상생활을 하는 사람들도 많다. 하지만 이들 모두는 늘 위험을 안고 사는 것이다. 시술이나 수술 후에 복용하는 항혈소판제와 항응고제 그리고 고지혈증약은 단기간이 아닌 장기간 또는 평생을 두고 복용해야 하기 때문이다.

이처럼 약의 부작용이 크고 심각하기 때문에 영양치료 처방은 소화관 점막과 혈관 내벽과 신경 보호막의 손상을 막아주고 재생하는데 초점을 맞추어 제품을 사용한다.

심·뇌혈관질환의 식이요법

심·뇌혈관질환을 방치할 경우 여러 가지 합병증이 오게 되는데 그중 신장병은 치료가 매우 어렵고 식이요법도 까다로운 질환이다. 따라서 이번 장에서는 심·뇌혈관질환과 만성신부전증의 식이요법을 동시에 살펴보려고 한다.

심·뇌혈관질환은 시술·수술이 성공적으로 끝나도 재발률이 매우 높고 재발할 경우 사망률도 높지만, 신장병 환자의 식단을 따르면 재발은 어렵지 않게 예방할 수 있다.

치료시기를 놓쳐 만성신부전 진단을 받은 환자들은 투석을 받지 않고 살려면 매우 까다로운 식이요법을 지켜야 한다. 이들은 고기와 생선도 가려서 먹어야 하지만, 비타민과 미네랄이 풍부한 과일, 생채소, 현미 등 잡곡, 해조류 등도 맘대로 먹지 못한다. 생채소나 해조류는 칼륨 함량이 높아 일반인들처럼 섭취할 경우 심장마비로 사망할 수도 있기 때문이다. 이들은 현미나 잡곡도 많이 먹지 못하지만, 채소도 칼륨 함량이 낮은 채소 위주로 물에 2시간 이상 담가두거나 데치거나 삶아서 먹어야 한다.

그에 비해 심·뇌혈관질환 환자들은 혈관을 막는 중성지방과 콜레스테롤, 요산 수치를 높이는 음식을 가리는 것 외에는 비타민과 미네랄이 풍부한 과일과 채소, 김, 미역, 다시마 등은 얼마든지 먹을 수 있다. 혈압약과 항혈전제 부작용으로 소변거품 정도의 신장 손상이 와도 초기에는 생채소와 해조류는 충분히 섭취할 수 있다.

그리고 신장병 환자들은 동물성 단백질(오리고기, 소고기, 양고기, 염소고기 등)의 경우 하루 섭취량을 체중 1kg당 0.6g을 초과해서는 안되지만 심·뇌혈관 질환자들은 체중 1kg당 1g 정도는 부담이 없다. 체중이 60kg인 사람이라면 60g 정도의 단백질은 섭취할 수 있다는 것이다.

만성신부전 환자들은 육류나 고등어, 꽁치, 갈치, 복어, 장어 등의 생선과 게, 새우, 가재, 조개, 굴, 오징어, 문어 등의 해산물을 평소와 같이 섭취하면 투석을 앞당기게 될 뿐 아니라 장기 생존도 어려워진다. 이들이 먹을 수 있는 생선도 대구, 명태, 가자미 그리고 비늘과 지느러미가 모두 있는 생선으로 한정돼 있다.

이처럼 신장병 환자들의 식이요법은 까다롭지만 심·뇌혈관질환으로 수술이나 시술을 받았더라도 영양치료를 시행하면서 신장병 환자의 식단을 따르면 출혈 부작용을 감수하고 평생 먹어야 하는 항혈전제까지도 끊을 수 있다.

혈전의 원인이 되는 혈관 쓰레기

심근경색이나 뇌졸중 등 혈관질환은 음식을 통해 들어온 어떤 물질들이 제때 처리되지 못하고 혈관에 쓰레기처럼 쌓일 때 생긴다. 이러한 쓰레기는 우리 몸이 가진 자연정화 시스템에 의해 어느 정도 처리가 되지만, 쓰레기가 많아지면 문제가 된다.

혈관에 쓰레기를 만드는 첫 통로는 음식이다. 원래 음식을 먹는 이유는 몸에 필요한 영양소를 얻기 위함이지만, 현대인의 식생활은 이런 본질적인 목적외에 지나치리 만큼 다양하고 풍요로운 음식문화속에 있다. 이렇게 선택하는 음식에 필요한 영양소가 적절히 들어있으면 좋겠지만, 어떤 영양소는 부족하고, 어떤 영양소는 넘치는 경우가 허다하다.

혈관에 많은 쓰레기를 만드는 주범으로는 설탕이 으뜸이다. 요즘 사람들을 일컬어 '설탕수저' 라는 말이 있다. 거의 모든 음식과 간식이 설탕 덩어리라 해도 과언이 아니다. 설탕은 소화효소에 의해 포도당과 과당으로 분해되는데, 혈관 속에서 저밀도 콜레스테롤과 중성지방을 증가시키고 고밀도 콜레스테롤을 감소시킨다.

포화지방과 트랜스지방, 저밀도 콜레스테롤도 혈관에 많은 쓰레기를 남긴다. 동물성 지방에 많이 들어있는 포화지방은 실온에서 고체로 존재하며 쉽게 굳는 특성이 있어 혈관 벽에 달라붙거나 덩어리를 만들어 혈관을 막아버린다.

식물성 지방에 수소와 중금속 촉매를 넣어 만들어지는 트랜스지방은 포화지방보다 더 나쁜 지방이다. 트랜스지방은 유해한 저밀도 콜레스테롤을 증가시키는 동시에 유익한 고밀도 콜레스테롤을 감소시킨다. 저밀도 콜레스테롤은 혈관 벽에 플라크(지방침전물)를 만들어 혈관을 막고 굳게 만들어 버린다.

쇠고기, 돼지고기, 닭고기 등 동물성 단백질도 혈관에 많은 쓰레기를 남긴다. 기름기가 가장 큰 문제인데 예를 들어 소고기 꽃등심 100g에는 지방이 20g 정도 함유되어 있고, 돼지고기 삼겹살에는 단백질 함량의 5배나 되는 지방이 들어있다. 흔히 식당에서 삼겹살 1인분을 주문하면 200g 정도를 주는데, 이 중 절반 이상이 지방이고, 지방의 40%가 포화지방이다.

그러나 이러한 문제에도 불구하고 혈관성형술이나 스텐트 시술을 받고 항혈전제를 복용하고 있다면 단백질 섭취는 필수이다. 단백질은 새로운 조직을 만들고 면역물질을 만드는 기본 원료이기 때문이다. 그러나 필요 이상의 단백질 섭취는 혈관을 막아버리므로 섭취할 수 있는 고기의 종류와 섭취량을 정확히 알아야 한다.

필자는 주로 오리고기를 권하며 일일 섭취량은 체중 1kg당 1g을 넘기지 않도록 당부한다. 소고기나 양고기, 닭고기의 경우는 좀 더 적게 섭취해야 한다. 오리고기는 매일 섭취해도 되지만, 자주 먹지 않는다고 해서 한꺼번에 하루 필요량의 2~3배를 섭취하면 이 역시 혈관에 쓰레기를 많이 남긴다. 오리고기에도 포화지방이 30% 정도 함유돼 있기 때문이다.

생선도 육류 못지않게 단백질이 풍부하며 지방 함량이 적어 건강한 식단에 포함된다. 하지만 필자는 대구, 명태, 가자미, 넙치, 조기, 도미, 농어, 전어 등의 생선은 권하지만, 장어, 고등어, 꽁치, 정어리, 가다랑이, 방어, 삼치 등의 생선은 권하지 않는다.

등푸른 생선은 단백질과 오메가3 지방산인 DHA, EPA 성분이 풍부하지만, 소화되는 과정에서 요산이 많이 발생하기 때문이다. 요산은 단백질이 분해되면서 독성이 강한 암모니아성 부산물인 퓨린이 발생하게 되고 요산은 이 퓨린이 간에서 해독되어 분해되면서 생기는 찌꺼기이다.

소고기나 돼지고기 같은 붉은색 고기뿐만 아니라 등푸른 생선과 조개, 새우 등을 과다 섭취해도 혈액의 요산 농도가 높아진다.

콜레스테롤이나 중성지방 성분처럼 점도가 높은 찌꺼기들과 노폐물 (요산, 요소, 크레아티닌 등)은 혈관벽에 들러붙어 있다가 혈전을 만들어 혈관을 막을 뿐만 아니라 요산은 금속이온이나 칼슘이온 같은 양이온들과 뭉쳐 다니다가 뼈나 관절의 연골, 힘줄 주위 조직에 쌓여 통풍을 유발하기도 한다.

육류와 생선은 어떤 종류를 선택해야 할지 이해가 되었을 것이다. 그러나 아무리 좋은 고기나 생선도 과식은 금물이다. 육류는 건강한 사람도 체중 1kg당 1g 이상 섭취하는 것은 몸에 아무 유익이 없다. 생선의 경우 요산 수치를 높이지 않는 생선 하루 100g 정도가 적절하다.

관상동맥을 먹여 살리는 모세혈관

협심증이나 심근경색증 등의 질환을 심장자체가 나빠져서 생기는 것으로 생각하기 쉽지만, 실제로 보면 협심증이나 심근경색은 심장병이 아니고 심장근육에 산소와 영양을 공급해주는 혈관이 막혀서 발생하는 질환이다. 그러니까 심장병의 원인은 혈관에 있는 것이지 심장에 있는 것이 아니라는 것이다.

뇌졸중, 뇌경색 등 뇌혈관질환의 원인도 뇌에 있는 것이 아니라 뇌로 가는 혈관에 있는 것이다.

심장 주변에는 3개의 관상동맥이 심장에 산소와 영양분을 공급하여 심장의 기능을 유지하게 한다. 이 혈관이 좁아지면 심장근육으로 혈액 공급이 줄어들게 되는데, 이것을 관상동맥질환이라고 한다. 관상동맥이 완전히 막히기 전 상태에서 운동이나 스트레스로 인해 흉통이 반복되는 것이 '협심증'이며, 완전히 막혀 심장근육이 죽어버리는 것이 '심근경색증'이다.

여기서 짚고 넘어가야 할 점은 관상동맥이 막혀서 협심증이나 심근경색이 발생하지만 이미 그 전에 관상동맥에 산소와 영양을 공급하는 모세혈관이 제 기능을 못했다는 사실이다. 심장을 먹여 살리는 건 굵은 혈관(관상동맥)이지만, 관상동맥을 먹여 살리는 것은 모세혈관이기 때문이다. 뇌에 산소와 영양을 공급하는 뇌동맥 역시 좌우에 2개씩, 모두 4개가 있으며 모세혈관으로 이어져 있다.

　모세혈관은 현재 의학계에서도 큰 관심분야로 주목하고 있지만 현미경이 발달하기 전까지는 그 누구도 모세혈관의 존재를 알지 못했다. 의학의 아버지라고 불리는 히포크라테스도, 서양 의학에 1500년 가까이 영향을 미쳤다는 로마시대 의사 갈레노스도, 모세혈관에 대해서는 상상도 하지 못했던 것이다.

　영양치료를 시행하면 혈관이 다시 살아나고 새로운 혈관이 만들어지면서 혈관망도 치밀해진다. 이미 막혀버린 모세혈관이 있더라도 새로운 혈관이 생기기 때문에 그 기능을 보완할 수 있다. 그러나 혈관쓰레기를 만드는 음식을 과하게 먹으면 혈액이 엉겨붙어 다시 모세혈관을 막아버린다는 사실을 꼭 기억해야 한다.

　더욱이 심·뇌혈관 질환을 가진 사람들은 항혈전제로 인한 출혈부작용이 있기 때문에 혈관을 보호하는 각별한 주의가 필요하다. 이들에게 흔히 나타나는 부작용은 피부 바로 밑에 있는 모세혈관이 터져서 출혈이 생기는 것이다. 모세혈관 내에서 일어나면 점상출혈, 정맥으로부터 출혈이 생겨 만들어진 멍을 반상출혈이라고 한다.

　점상출혈은 내부 장기, 피부, 점막과 망막에서 잘 나타나고, 점상출혈이 연속적으로 일어나면 반상출혈이 되기도 하며, 다발성의 피부 점상출혈과 반상출혈을 통틀어서 '자반'이라고 한다. 이는 피를 묽게 하여 혈관이 다시 막히는 것을 방지하기 위하여 복용하는 항혈전제나 항응고제로 인한 부작용인 것이다.

Part **2**

부정맥
영양치료

부정맥 증가율
협심증과 심근경색의 5배

부정맥이란 심장박동에 이상이 생긴 것을 말하며, 심장박동에 이상이 생기면 맥박에도 이상이 생기기 때문에 부정맥이라는 이름이 붙여졌다. 부정맥은 출생 전 태아기에서부터 고령에 이르기까지 모든 연령층에서 나타나고 있으며 식생활이 서구화되면서 크게 늘고 있다.

최근 건강보험심사평가원이 발표한 심장질환 통계 분석 결과에 따르면 협심증·심근경색증 환자수는 5년동안 약 30% 정도 증가했지만, 부정맥 환자수의 증가는 협심증·심근경색증 환자의 5배에 이르는 것으로 나타났다. 부정맥 중에서도 사망위험이 높은 심방세동 환자수가 급격히 증가하고 있지만, 부정맥학회가 발표한 바에 의하면 우리 국민 92.8%가 심방세동이 무엇인지 모르고 있을 정도로 위험성에 반해 인지도는 매우 낮다고 한다.

부정맥의 종류

1)불규칙한 심박동 : 맥박이 일정하게 뛰다가 어느 순간 리듬이 엉클어지면서 심장이 한번씩 멈춘 후 다시 뛰기를 반복한다.

2)서맥 : 서맥은 심장이 정상 수준보다 느리게 뛰는 것으로 심박수가 분당 60회 미만인 경우를 말한다.(정상 맥박은 분당 60~100회)

3)빈맥 : 빈맥은 분당 100회 이상 심장이 뛰는 경우를 말한다. 빈맥

성 부정맥은 상심실성 빈맥과 심실성 빈맥으로 나뉜다. 상심실성 빈맥 중 가장 흔한 부정맥이 심방세동이며. 이는 전체 부정맥의 34%를 차지한다고 한다.

심방세동과 심실세동

심방세동과 심실세동은 심장내의 다른 장소에서 일어나는 부정맥 중에 하나이다. 심방세동은 평소에도 불규칙한 심장 리듬이 갑자기 더욱 불규칙해지면서 빨리 뛰는 증상을 말한다.

심실세동은 심장의 전기 전도계에 문제가 생겨서 심장이 불규칙적으로 박동하게 되는데 이 경우 실제로는 심장이 떨리기만 할 뿐 혈액을 뿜어내지 못한다. 심실세동은 심장이 곧바로 정상적인 리듬을 되찾지 못하면 생명이 위험해지는 응급 질환이다. 가끔 연예인이나 유명한 사람들중에 갑자기 일상생활 중에 의식을 잃고 쓰러져 숨졌다는 기사를 접할 수 있는데 대부분 여기에 해당되는 경우가 많다.

현대의학의 부정맥 치료방법

현대의학에서 부정맥은 리도카인, 아미오다론, 필시카이니드 등의 항부정맥제와 와파린 쿠마딘 등의 항응고제를 사용하여 치료한다.

이러한 약물치료 외에 인공심박조율기, 전기적 심율동전환술, 전극도자절제술 그리고 외과적 수술요법이 있다.

인공심박조율기란 심장의 박동수를 인공적으로 조절하기 위해 몸 안에 장치하는 기계를 말한다. 부정맥이 발생하면 심박동의 전기적 자극이 불규칙해지는데, 이러한 심장에 직류 전기 충격을 가해 심장의 리듬을 조절하는 원리이다.

전극도자절제술은 사타구니 부분에 있는 대퇴정맥 혹은 대퇴동맥을 통하여 전극도자를 삽입하고 심장내 부정맥 발생부위에 접근하여 병든 부분을 열로 파괴하는 방법이다. 하지만 그 어떤 현대의학적 치료법도 근본적인 치료와는 거리가 멀다.

그래도 응급상황일 경우 약물치료, 시술, 외과적 수술은 절대적으로 필요한 치료이다. 하지만 근본원인이 그대로 남아있다는 사실과 치료 후에 안고 가야 하는 많은 부작용에 대해서도 충분히 인지해야 하며 부작용을 최소화 할 수 있는 대안이 필요하다.

현재 우리나라 전체사망원인 상위 10위 중 8개가 만성질환이다. 특히 부정맥을 비롯하여 심뇌혈관질환, 당뇨병, 만성호흡기질환, 암 등 비감염성질환으로 인한 사망이 68.6%를 차지해 주요 만성질환에 대한 관리와 대책이 시급한 현실이다. 최근 현대의학적 치료에 영양요법을 병행하는 통합의학의 바람도 이러한 연구와 고민의 결과라고 볼 수 있다.

미국에서 '만성질환 재앙 대책'을 마련하기 위한 연구는 지금부터 47년전인 1975년에 시작되었고 다음과 같은 결론을 내렸다. 당시 미국의 전체 인구 중 25%가 각종 만성질환을 겪으며 많은 사망자를 내자 마침내 상원에서 에드워드 케네디 의원과 조지 맥거번 의원이 중심이 돼 '영양문제특별위원회'를 발족하였다.

'영양문제특별위원회'는 19세기 말부터 당시에 이르기까지 구미 제국의 식생활 변천과 질병과의 관계를 역사적으로 추적하고, 또한 지리적으로 세계 여러 나라와 지역뿐만 아니라 여러 민족이나 종교 단체의 식생활 내용과 질병과의 관계를 치밀하게 조사·연구했다. 이 과정에서 전통적인 의사들이 세포 내의 영양대사에 대해 무지하다는 것이 커다란 문제점으로 부각됐다.

당시 미국 내 의과대학에서 영양학을 필수과목으로 하고 있는 대학은 겨우 4%에 불과했으며, 조사 결과 미국 내 병원의 절반 이상이 입원환자에게 영양학적으로 잘못된 식사를 제공하여 병의 치유가 늦어지거나 병이 더 악화되는 경우가 많았다는 사실이 밝혀졌다.

그들이 내린 결론은 모든 만성·퇴행성 질환을 치료하기 위해 '새로운 신약을 개발해야 한다'는 것이 아니라 반세기 또는 1세기 전의 식생활 양식으로 돌아가야 한다는 것이었다.

심장박동은 자율신경에 의해 조절된다

우리는 우리 신체를 의지대로 움직여 원하는 일을 할 수 있다. 손을 움직여 물건을 잡을 수도 있고 다리를 움직여 원하는 곳으로 이동할 수도 있다. 눈으로 볼 수 있고 몸을 돌려 내 뒤에서 일어나는 상황도 확인할 수 있다. 이렇게 자신의 의지대로 움직일 수 있는 근육을 수의

근(隨意筋)이라고 한다.

그러나 같은 근육이지만 심장은 우리의 뜻대로 움직이게 할 수 없다. 내 몸의 일부임에도 내 마음대로 움직이게 하는 것이 불가능하다. 이처럼 우리의 의지와 관계없이 자율적으로 움직이는 근육을 불수의근(不隨意筋)이라고 한다. 만일 심장이 우리의 의지대로 움직이는 수의근이라면 의식을 잃거나 수면 중에는 심장이 박동하지 못할 것이다.

달리기를 하거나 몸을 많이 움직이면 심장박동수가 올라가며 몹시 두근댄다. 또 운동을 하지 않더라도 심리적으로 흥분하거나 긴장하면 손에 땀이 나며 심장이 두근댄다.

이처럼 심장은 스스로 박동하여 혈액을 온몸으로 보내 생명을 유지하게 한다. 이게 가능한 것은 우리 몸의 자율신경계 덕분이다.

따라서 심장박동이 정상보다 빠르거나 늦거나 불규칙하게 뛴다면 그 증상이 나타나는 심장 자체만을 볼 것이 아니라 자율신경기능을 꼭 체크해 보아야 한다.

자율신경계는 심장 뿐 아니라 인체의 모든 기능에 작용하므로, 자율신경에 이상이 생기면 말로 다 할 수 없는 힘든 증상들이 인체 전반에 걸쳐 나타나게 된다.

부정맥 영양치료

부정맥의 영양치료는 자율신경의 정상적인 기능에 중점을 둔다. 영양치료를 시행하게 되면 현재 복용하는 약물치료의 부작용을 감소시키고 동시에 심장박동이 정상으로 회복되도록 돕는다.

그러나 영양치료는 병의 뿌리부터 회복해가는 기전이다 보니 의약품과 달리 회복하는 시간이 걸리는 만큼 인체 내 영양대사에 대한 이해가 꼭 필요하다.

언젠가 KBS의 「생로병사의 비밀」이라는 프로그램에서 칼슘 관련 실험 장면을 보여준 적이 있다. 실험쥐의 심장을 분리해 걸어놓고, 칼슘용액을 공급하자 심장이 멈추지 않고 계속 박동했다. 또 다른 실험에서는 칼슘이 없는 용액만 공급했는데, 즉시 심장이 멈췄다. 심장을 뛰게 하는 핵심 영양은 칼슘이다.

칼슘이 고갈되면 심장이 멈춘다

보통 칼슘이라고 하면 뼈에 좋은 영양소로 많이 알고 있다. 물론 우리 몸의 칼슘 중 99%가 뼈와 치아를 형성하고 있다. 나머지 1%가 혈액, 체액, 근육 등에 존재하는데 특히 혈액에 존재하는 칼슘은 심장박동, 혈관의 수축과 이완, 신경자극전달 등 생명현상을 유지하는데 필수적인 역할을 한다. 특히 칼슘은 심장 근육을 직접 수축시켜 박동하게 하고, 신경 전달 물질을 잘 분비하게 하여 심장이나 뇌가 정상적인 기능을 할 수 있게 해준다.

그러므로 칼슘이 고갈되면 심장은 멈추게 된다. 국내 보건복지부와 질병관리본부 자료에 따르면, 국내 성인의 71.2%가 칼슘 부족인 것으로 나타났다. 그럼에도 불구하고 심장이 멈추는 사람은 단 한사람도 없다. 왜냐하면 혈액 중의 칼슘이 부족하면 곧바로 뼈의 칼슘이 혈액으로 녹아 나와 부족한 양을 보충하기 때문이다. 이런 까닭에 골다공증으로 뼈에 구멍이 숭숭 뚫려도 심장이 멈추는 일은 절대로 일어나지 않는다.

현대인들 대부분이 칼슘이 부족한 상태지만 부정맥(심방세동, 심실세동) 증상이 있는 사람은 칼슘을 하루 권장량의 3배 정도를 2~3일 섭취해보면 증상이 더 심해지는 것을 알 수 있다. 민감한 사람들은 하루만 섭취해도 알 수 있으며 섭취량을 늘리면 심장박동은 더 빨라진다. 반면 마그네슘이나 칼륨을 섭취하면 심장박동이 느려진다.

그렇다면 심장이 빨리 뛰는 빈맥은 마그네슘이나 칼륨을, 심장이 느리게 뛰는 서맥은 칼슘을 섭취하면 치료가 될거라 생각할 수 있을 것이다. 그러나 칼슘과 마그네슘 칼륨은 같은 양이온이기 때문에 서로 길항작용(서로간에 방해하는 작용)을 하는 특성이 있다. 때문에, 어느 한 가지가 너무 많거나 너무 적어도 안 되며 3가지가 균형이 맞아야 한다.

칼슘이 너무 많으면 심장이 빨리 뛰고 마그네슘이나 칼륨이 많으면 심장박동이 느려지므로 이 세 가지 미네랄의 균형을 맞추는 것이 부정맥 치료의 핵심이다.

구연희씨(67세 여성 신장 160cm 체중 60kg)로부터 상담 요청이 왔다. 우울증과 부정맥이 심해 병원에서 진료를 받고 처방해주는 약을 복용했는데 약만 먹으면 정신이 혼미해져서 약을 끊고 다른 치료 방법을 찾던 중 필자의 관리를 받고 있는 윤 씨 소개를 받고 전화를 했다는 것이다.

구 씨에게 필자를 소개한 윤 씨는 현재 혈액투석을 받고 있는 사람인데, 같은 병원에서 투석을 받고 있는 사람들이 많이 부러워하는 사람이다. 투석 환자들은 하나같이 피부가 검고 윤기가 없는데 윤 씨의 피부는 윤기가 있고 혈색도 아주 좋다. 그뿐만 아니라 매달 혈액검사에서 나오는 크레아티닌, BUN, 요산, 칼륨 등의 수치도 투석을 처음 받을 당시와 거의 변화가 없다. 또한 혈액투석을 하면 소변량이 감소되거나 거의 무뇨상태가 되는데 윤 씨는 투석을 받은지 6년이 지났는데 아직도 소변이 나오고 있다.

구 씨와의 상담은 50분 정도의 시간이 소요됐다. 5년 전에 갑상선에 계란 노른자만 한 물혹이 생겼는데 6개월 동안 반신욕과 걷는 운동으로 완전히 치유한 경험이 있다고 했다. 그래서인지 다른 사람과 달리 영양치료에 대한 이해가 빨랐다.

부정맥이나 우울증 역시 운동이 필수이다. 하지만 자율신경이 정상적인 기능을 할 수 있도록 혈액순환이 잘 되고 신경 전달이 잘 될 수 있는 환경을 만들어 주는 것이 더 우선이다. 그리고 심장의 수축과 이완이 규칙적으로 일어날 수 있도록 칼슘, 마그네슘, 칼륨 등의 영양소를 균형있게 공급해주면 부정맥과 동시에 우울증도 개선된다.

부정맥은 필자가 어릴 때부터 가지고 있었던 터라 그 불안과 힘듦을 잘 안다. 필자는 초등학교시절에도 심장박동이 고르지 않아 가만히 있을 때도 숨이 찰 정도로 맥박이 빨리뛰어 체육시간은 거의 교실을 지켜야 했고 달리기와 무리한 활동은 하지 못했다.

부정맥 증상은 20대 때 가장 심했으나 25세 때 사고로 발생한 척추 압박골절(흉추 7번, 9번)을 오래 방치하여 병을 더 키우게 되었다. 그 후유증으로 목 디스크와 후만증, 측만증 그리고 요추 4번과 5번 사이 디스크 돌출로 오랜 세월 고통을 받았다. 영양치료에 대한 본격적인 연구는 그때 시작되었다.

마침내 건강을 회복하여 내가 부정맥 환자라는 사실을 까마득하게 잊고 살던 중에 두 가지 문제가 발생했다. 6년 전에 오른쪽 뇌혈관 하나가 파열직전(대뇌동맥박리)에 발견되었는데 MRI상에 혈관 위쪽은 풍선처럼 부풀어 있고 아래쪽 혈관은 실핏줄처럼 가느다랗게 좁아져 있었다. 또 한 가지는 부정맥 증상이 다시 시작된 것이다.

평상시에는 증상이 경미했지만 신경을 많이 쓰거나 조금만 힘든 일을 해도 목을 조르는 것처럼 숨이 갑갑하고 심박수가 올라갔다.

워낙 증상이 잦았고 심했으며 필자의 부친도 49세때 협심증으로 운명을 달리 하셨기에 남은 가족들을 위하여 몇 가지 보험을 들어 놓았다. 그리고 잠자리에 들기 전 항상 목욕을 하고 마음의 준비를 하곤 했는데, 문득, 척추에 문제가 생겨 치료할 당시에는 부정맥 증상을 느끼지 못했다는 사실이 생각났다.

그리고 당시 목과 허리의 디스크를 치료하기 위해 복용했던 제품 중에 '녹천파워맥스'에 대한 생각이 번쩍 들었다. 녹천파워맥스는 뇌 질환 계통에 최고의 신약으로 알려져 있는 '천마'가 주성분인데, 여기에는 마그네슘과 칼슘, 칼륨이 균형있게 함유돼 있으며 함량도 아주 높다. 부원료로는 녹각과 상어 연골, 콜라겐 등이 배합돼 있다. 천마는 사지 마비 혹은 움직임이 힘든 환자들과 뇌졸중(뇌 질환) 환자들에게 많이 사용하는 한약재 중에 하나이다.

디스크, 척추관협착증, 어깨 회전근개 파열로 수술을 받은 후 심한 후유증을 겪는 사람들에게 '녹천파워맥스' 위주로 처방해 왔는데 두통, 뒷목강직, 말초신경장애, 팔다리 경련 등의 증상에는 효과가 크다는걸 알았지만 부정맥에 효과가 있었다는 사실은 놓치고 있었던 것이다.

'징코후'와 '채움레시틴'은 '대뇌동맥박리' 진단을 받은 후에 개발한 제품이다. 뇌혈관에 문제가 생겼던 당시 담당 의사는 좁아진 뇌혈관에 스텐트를 넣어 혈관을 넓히는 시술을 권했지만 아스피린 한 알도 먹지 못하는 나는 당시 병원 치료를 거부했다. 그리고 1년여 이상 기억력, 판단력이 떨어지고 발음이 어눌해져서 많은 고생을 했다.

대뇌동맥박리 진단을 받은 당시 병원치료를 할 수 없는 몸이었기 때문에 '징코후'와 '채움레시틴', '녹천파워맥스'와 '채움후(혈관 생성 촉진)' 네 가지 제품으로 영양치료를 시작했다.

3개월이 지나자 호흡곤란, 가슴 두근거림, 현기증 등 신체적으로 느끼는 부정맥 증상은 전혀 나타나지 않았다. 다만, 스트레스가 심하거나 일을 무리하게 한 날은 맥박수가 나오는 혈압계에 부정맥 표시가 나왔으나 1년 후로는 전혀 나오지 않았다.

뇌동맥류는 1년 6개월 후 MRI 검사를 받아본 결과 실핏줄처럼 가느다랗게 좁아졌던 혈관은 완전히 회복되었고 꽈리처럼 부풀어 있던 혈관은 작은 흔적만 남아 있었다.

부정맥 영양치료 처방

부정맥에는 '녹천파워맥스'와 '천마파워골드', '천마고', '징코후', '레시틴골드' 등 총 다섯 가지 제품 중에서 체질과 증상에 따라 세 가지 제품을 사용한다. 녹천파워맥스와 천마파워골드, 천마고는 항부정맥제와 달리 자율신경(교감신경과 부교감신경)의 균형을 잡아줌으로써 증상을 회복시켜주는 제품이다.

교감신경이 흥분하면 심장박동이 빨라지고 부교감신경이 항진되면 심장박동이 느려진다. 어느 한쪽으로 기울지 않고 적절한 균형을 유지해야 하는데, 항부정맥제는 교감신경을 억제하여 부정맥 증상을 치료하기 때문에 자율신경의 균형이 깨어지는 원인을 더하게 된다.

자율신경의 조절능력이 회복되면 심장박동이 불규칙하거나, 너무 빠르거나 너무 느린 증상은 자연스레 사라진다.

녹천파워맥스 후속 제품인 천마파워골드에는 '항응고제' 역할을 하는 '강황'성분이 함유돼 있다. 천마고는 액상 제품(일회용 스틱포장)으로 머리가 자주 아픈 부정맥 환자들에게 처방하는 제품이며, 머리 전체가 조이는 듯한 통증에 특히 효과적이다.

징코후와 레시틴골드의 몇 가지 기능을 요약하면 다음과 같다. '징코후'는 모세혈관을 넓혀 혈액이 잘 통하도록 만들어주는 은행잎 추출물과 혈관 내벽을 튼튼하게 하는 유백피추출물이 함유돼 있다.

'레시틴골드'에는 혈관에 쌓이는 LDL콜레스테롤과 중성지방을 낮추고 신경보호막(미엘린수초)을 회복시켜 신경전달을 촉진하는 레시틴(50%)과, 위장관 점막과 혈관 내벽에 보호막을 만들어주는 초유와 젤라틴이 함유돼 있어 항응고제의 출혈 부작용을 막아주고 약을 줄이거나 끊을 수 있는 시간을 상당히 줄여 준다.

맥박이 느린 서맥의 경우 심장박동수를 높이는 칼슘(상어연골, 어골칼슘 등 천연칼슘)을 따로 추가해야 한다. 심장이 느리게 뛰는 서맥의 경우 현대의학에서는 '인공심장박동기' 수술이 유일한 치료법이다.

영양치료는 약물치료와 달리 증상을 억제하는 치료가 아니고 자율신경기능을 정상으로 회복시켜주기 때문에 일석이조의 효과를 얻을 수 있어 부정맥 증상 외 동반 증상들도 같이 좋아지는 사례가 많다.

구 씨의 경우도 영양치료를 통해 부정맥 증상 뿐 아니라 우울증과 항부정맥제 약의 부작용에서 벗어난건 당연하다. 자율신경의 균형을 깨뜨리는 치료와는 완전히 상반된 결과라고 하겠다.

부정맥 영양치료 체험사례

부정맥이 있어도 증상이 심하지 않으면 심전도와 심장 초음파 등의 검사에서 이상을 찾아내지 못하는 경우도 많다. 병원을 내원했을 당시 증상이 나타나지 않으면 방법이 없기 때문이다. 이런 경우 검사를 받기 하루 전 삼겹살을 2인분 정도 먹거나 칼슘을 하루 권장량의 3배 정도 섭취한 후에 검사를 받아보면 정확한 검사결과가 나올 것이다.

부정맥 환자들의 모세혈관은 혈류순환, 즉 산소·영양소와 이산화탄소·노폐물의 물질교환이 원활하게 이루어지지 않는 상태에 있다. 따라서 포화지방이 많은 삼겹살을 2인분 정도 먹고 나면 혈액내 중성지방 수치가 약 세 배 가량 증가하게 된다. 그러면 미세한 모세혈관으로 혈액이 잘 흐르지 못하게 되므로, 부정맥이 있다면 반드시 증상이 나타나게 된다.

칼슘 역시 그렇다. 모세혈관의 혈액순환이 원활하지 않은 상태에서 심장을 빨리 뛰게 하는 칼슘을 많이 섭취하면 심장은 그 부하를 이겨내지 못한다. 그래서 부정맥이 있다면 반드시 증상이 나타나게 되는데, 특히 맥박이 빠르게 뛰는 빈맥성 부정맥의 경우에는 곧바로 나타난다.

부정맥이 있어도 검사상에 잘 나타나지 않는 사람들과 증상은 자주 나타나지만 심하지 않거나, 항부정맥제와 항응고제 등의 약을 먹지 않는 사람들은 영양치료를 시행하고 2주 정도 지나면 증상이 호전되는 것을 느낄 수 있다.

[사례 1]

오수근 씨(남 57세 신장 177cm, 체중 78kg)는 부정맥 증상이 아주 심했지만, 위암으로 위를 절반이나 절제한 상태여서 항부정맥제와 항응고제 등의 약을 먹는 것이 부담이 되어 병원치료를 해야 할지 말아야 할지 고민을 많이 했다고 한다.

그러던 중에 지인으로부터 영양치료를 알게되었고 병원약을 먹을 수 있는 상태가 아니었기 때문에 곧바로 영양치료를 시작했다.

오 씨는 혈압은 정상이었으나 당뇨는 전단계(당화혈색소 수치 6.5%)에 와 있었고 겨드랑이에는 경계성종양(암으로 발전될 가능성이 높은 종양)이 조금씩 계속 커지고 있는 상황이었다.

영양치료를 시작하고 2개월 정도 지나자 당화혈색소 수치가 6.0%로 떨어졌고 부정맥 증상의 빈도가 조금 줄었다고 한다. 4개월이 지나자 일을 무리하게 하거나 스트레스를 받으면 증상이 나타났지만 이전에 비해 경미했고 많이 뜸해졌다고 한다.

6개월째 부터는 부정맥 증상이 거의 느껴지지 않으니 불안증도 많이 좋아지고 겨드랑이를 만져보면 단단하던 것이 좀 말랑해지고 작아진 것 같다고 했다.

[사례 2]

고승민 씨(남 68세 신장 158cm, 체중 50kg)는 혈압약을 복용한지 9년 정도 되었고 부정맥 진단을 받고 항부정맥제를 추가한 뒤로는 설사와 구토 증상이 심해, 약을 끊었다 먹었다를 반복하며 불안한 가운데 있었다고 했다. 때마침 필자의 책 '만성병 난치병 영양치료'을 지인으로부터 소개받고 영양치료를 시작하게 되었다.

상담을 통해 알게 된 것은 고 씨는 부정맥 증상 외에도 안구통증, 소화불량, 이명 등 신체적인 증상과 우울감, 무기력감 등 심리적 증상이 있었고 건강검진 결과 심혈관 나이도 실제 나이보다 12세나 많게 나왔다고 한다.

등산을 좋아해서 운동을 많이 하는데도 불구하고 오른쪽 발가락 2개가 감각이 둔하고 발저림이 심한 상태였다. 고 씨는 영양치료를 시작하고 4개월이 지나자 부정맥 증상이 잡혔고 8개월 후에는 혈압약을 먹지 않고도 130/80로 안정혈압을 유지하여 혈압약을 끊었다는 전화를 받았다.

발가락 감각이 둔하고 저린 증상도 많이 좋아졌고 운동 시간을 더 늘렸음에도 피곤하지 않고 좋은 컨디션을 유지하고 있다고 했다.

[사례 3]

정호진 씨(남 63세 신장 170cm, 체중 64kg)는 심방세동 진단을 받고 혈전이 생기는 것을 막기 위해 항응고제를 복용하고 있었고, 3개월 후에 '전극도자절제술' 시술을 받기로 예약한 상태에서 영양치료를 시작했다.

영양치료를 시작하고 2개월 후쯤부터 빈맥의 발생빈도가 현저하게 줄어들었다고 했다. 그래도 시술을 받으면 더 빨리 나을 것 같아 병원 권유대로 전극도자절제술 시술을 받았다는 연락이 왔다. 시술을 받은 이후에도 증상이 계속 나타나 실망이 컸지만, 시간이 가면 나아질 것으로 보고 지켜보는 중이라고 했다.

심방세동의 약물 치료는 심박수 조절과 심방세동 자체를 동율동으로 조절하는 율동전환 치료가 있다. 환자의 상황에 따라 이 중 한 가지 방법을 선택하게 되는데, 어떤 선택을 하더라도 '혈전색전증'을 예방하기 위하여 항응고제 치료를 병행해야 한다. 그러나 아스피린, 와파린 등의 항응고제는 모두 출혈위험을 안고 복용하지만 효과를 보는 환자는 50% 정도에 불과한 것으로 알려져 있다.

약으로 치료가 안되는 환자들을 위하여 개발된 치료법이 바로 '전극도자절제술'이다. 전극도자절제술은 사타구니 부분에 있는 대퇴정맥 혹은 대퇴동맥을 통하여 전극도자를 삽입하고 심장내 부정맥을 발생시키는 회로를 없애는 치료법이다. 시술 후에도 합병증을 예방하기 위해 항응고제는 계속 복용해야 한다.

[사례 4]

박성호 씨(남 69세 신장 174cm, 체중 74kg)는 혈압약을 12년 복용했고 3년전에 부정맥 진단을 받았다고 한다. 그후로 또 뇌의 뒤쪽 혈관에 뇌경색이 발생하여 총 5종류의 약을 복용하게 되었다. 약 복용 후 맥박이 느리고 자주 건너뛰는 부정맥 증상은 조금 호전되었지만, 어지럼증으로 몸을 가누기가 어렵다며 많이 힘들어했다.

영양치료를 시작하고 3개월이 지날즈음 스타틴(콜레스테롤약)과 뇌혈류개선제를 끊었고 6개월이 지나면서 항혈전제를 끊었다는 연락이 왔다. 현재 혈압약 한 가지만 먹고 있으며 아직은 보행이 어렵지만, 그래도 어지럼증이 많이 좋아져서 하루 1시간 이상 걷기운동을 할 수 있게 되었다고 한다. 심장박동은 아주 규칙적이며 머리쪽 감각이상 증상은 가끔씩 나타난다고 했다.

[사례 5]

한성구 씨(남 53세 신장 170cm, 체중 60kg)는 심방세동으로 병원에서 처방해준 헤파린을 위장약과 같이 복용하고 있었다. 심방세동은 심방이 규칙적으로 뛰지 않고 매우 불규칙한 맥박을 일으키는 부정맥 중에서도 위험한 질환이다.

한 씨는 코피가 자주 나고 속쓰림이 심해서 약을 끊고 싶었지만, 약을 먹지 않으면 혈전증이 생겨 혈관이 막힐 위험이 커진다는 의사의 말 때문에 어쩔수 없이 위장약과 같이 복용해 왔다고 한다. 그즈음 지인으로부터 영양치료에 대한 이야기를 듣게 되었고 필자와 상담후 영양치료를 시작했는데 5개월 만에 헤파린을 끊을 수 있었다.

한 씨는 가슴 두근거림과 호흡곤란 증상뿐 아니라, 위염과 역류성식도염 증상으로 자다가 깰 때가 많아 늘 피곤한 상태로 지냈던 사람이다. 영양치료를 시작한 후로는 깊은 잠을 잘 수 있게 된 것이 너무 좋다며, 잠을 잘 자니까 여러 증상들이 더 빨리 좋아지고 피곤이 덜하니 기분도 한결 좋은 것 같다고 했다.

경기침체 여파로 사업장 운영이 어려워 스트레스가 많지만, 전화벨만 울려도 깜짝깜짝 놀라며 가슴이 두근거리던 증상과 불쾌감과 통증이 나타나지 않아 더 이상 바랄 게 없다고 했다.

[사례 6]

김성수 씨(남 68세 신장 178cm, 체중 55kg)는 심방세동 진단을 받고 약을 1년 정도 복용하다가 체중이 너무 많이 빠져 약을 끊었다고 했다. 김 씨가 복용하고 있는 와파린은 심방세동 환자에게 가장 효과적인 항응고제이다. 효과가 좋은 만큼 부작용이 많아 와파린보다 부작용이 적은 여러 종류의 새로운 항응고제가 개발되었지만, 항응고제 본래의 기능이 있다 보니 부작용을 완전히 없앨 수는 없는 것이다.

김 씨는 살도 많이 빠졌지만 조금만 움직여도 숨이 차고 심하면 어지럽고 몸에 힘이 빠져 아무 일도 할 수 없었다. 증상이 심할 때는 가만히 누워있어도 증상이 나타나 고생을 많이 했다고 한다.

영양치료를 시작한지 2개월이 채 안되어 숨찬 증상과 심한 피로감도 개선되어 운동 시간을 조금씩 늘려가고 있다고 했다. 경주에 사시는

분이라 주변 환경도 좋고 텃밭에서 농약과 비료를 사용하지 않고 직접 기른 채소를 많이 먹는다고 했다. 6개월이 지나자 그렇게 오랜 세월 괴롭히던 증상들이 모두 사라져 실감이 나지 않는다고 했다.

[사례 7]

박명호 씨(남 63세 신장 169cm, 체중 59kg)는 부정맥 진단을 받았으나 병원에서 처방해준 약을 제대로 먹지 못한다고 했다. 위장이 약해 부정맥 약을 점막보호제와 같이 복용했지만, 그래도 약을 먹으면 명치가 묵직해지고 코피가 자주나고 몸에 멍이 들어 약을 끊었다가 불안해서 다시 먹기를 반복하고 있다고 했다.

심장이 불규칙하게 빨리 뛰는 증상이 1주일에 3번 정도 나타났는데 영양치료를 시작한지 2달이 지나자 1주일에 한번, 4개월이 지나자 2주에 한번으로 증상이 호전 되었다. 6개월이 지난 후에는 한달에 1~2번 정도로 증상이 거의 사라져 지금은 제품 섭취를 절반으로 줄여서 꾸준히 관리를 하고 있다.

심방세동은 심장이 비정상적으로 뛰는 부정맥의 일종으로, 심장의 윗부분인 심방이 빠른 속도로 떨리는 질환이다.

60대 이후에 주로 생기던 심방세동이 요즘은 젊은 연령층에서도 크게 늘고 있어 예방과 관리가 시급한 실정이다. 심방세동이 젊은 층에서 느는 것은 혈관질환을 높이는 음식의 과잉섭취로 고혈압, 당뇨병 등의 발병 연령이 낮아지고, 심전도검사 건강검진을 통해 일찍 발견하는 사람이 늘었기 때문인 것으로 분석되고 있다.

[사례 8]

송민수 씨(남 67세 신장 170cm, 체중 70kg)는 혈압약은 10년 전부터 복용해왔고, 7년 전에 부정맥(발작성 심방세동) 진단을 받고 항부정맥제와 항응고제를 처방받아 혈압약과 함께 복용하게 되었다.

송 씨가 영양치료를 시작하게 된 동기는 척추관협착증과 어깨 회전근개파열로 수술과 시술을 받은 후 생긴 후유증 때문이었다.

영양치료를 시작한 지 2달 정도 지나면서 진통제와 근육이완제 사용량을 절반으로 줄일 수 있게 되었고, 4개월이 접어들 무렵 약을 끊을 수 있게 됐다. 6개월이 지날 즈음 송 씨로부터 흥분된 목소리로 전화가 왔다. 허리와 어깨 통증이 사라지면서 허리와 골반쪽 근육이 아주 단단해졌다는 것이었다.

더 반가운 소식은 부정맥약을 먹지 않아도 부정맥 증상이 나타나지 않는다는 것이었다. 송 씨는 허리와 어깨 수술 후유증 때문에 영양치료를 시작했는데 모세혈관이 살아나면서 부정맥이 함께 치유된 것이다. 우리 몸에서 어디라도 혈관의 영향을 받지 않는곳은 단 한군데도 없다는 사실을 알면 충분히 가능한 일이었지만 송 씨는 놀랍고 신기한 모양이었다.

자율신경의 균형을 깨뜨리는 항부정맥제와 출혈위험을 안고 평생 먹어야 하는 항응고제를 끊었으니 얼마나 안심이되고 기뻤을지 짐작이 간다.

부정맥도 모세혈관 관리가 먼저다

필자와 같이 선천적으로 심장이 약한 사람도 전체혈관의 90% 이상을 차지하는 모세혈관으로 혈액이 잘 순환되도록 만들어주고 전해질의 대표적인 미네랄 칼슘, 마그네슘, 칼륨을 균형있게 충분히 공급해주면 부정맥 증상은 자연스럽게 없어진다.

'사람은 혈관과 함께 늙는다'는 말이 있다. 그 사람이 젊은가, 나이가 들었는가 하는 것은 살아온 햇수가 아니라 혈관의 나이가 결정한다는 말이다. 30살 청년이지만 혈관 나이는 이미 60대인 경우가 허다하다.

체험사례에서 보듯 장기간 복용해 왔던 항혈전제와 혈압약, 콜레스테롤약 등을 끊는다는 것은 혈관이 회복됐다는 반증이다. 이는 또한 혈관 나이는 얼마든지 다시 젊어질 수 있다는 것을 보여주는 것이기도 하다.

모세혈관은 탄성 섬유나 근육이 없는 한 층의 내피세포로 이루어져 있다. 하지만 동맥 정맥 혈관의 벽은 세 층으로 이루어지는데 혈액이 흐르는 안쪽부터 순서대로 내막·중막·외막이라고 한다. 이 중에서 내막을 이루는 세포를 혈관 내피세포라 부른다. 혈관 내피세포는 혈관의 수축과 확장에 필요한 물질을 분비하거나 혈액의 응고를 조절함으로써 혈관을 보호하는 역할을 한다.

인체의 모든 장기나 조직은 모세혈관을 통하여 영양과 산소를 공급받고 노폐물을 배출하게 되는데, 혈관 내피세포는 모세혈관과 맞닿아 있기 때문에 모세혈관에 문제가 없다면 동맥과 정맥의 혈관 내벽이 손상될 이유가 없는 것이다.

이러한 사실을 간과한 채 약이나 시술, 수술로만 증상을 치료하거나 다스릴 경우 아무리 간단한 시술이나 수술이라도 많은 위험과 부작용을 감수해야 한다.

부정맥 회복 속도를 높이려면

영양치료를 시행할 때 아래에 설명한 간단한 운동과 병행하면 회복 속도를 크게 앞당길 수 있다.

현대의학에서는 혈액순환의 원동력은 심장의 펌프작용에 있다고 본다. 이것은 1628년에 발표된 윌리엄 하비의 '심장원동력설'을 그대로 따른 것이다. 그러나 혈액순환은 심장의 펌프력만으로는 이루어질 수 없다. 주먹만한 크기의 심장이 좌심실의 수축력만으로 최말단 모세혈관까지 도달한 혈액을 다시 정맥을 통해 심장으로 돌아오게 하는건 불가능하다. 더구나 혈액의 점성은 물의 4~5배나 되고, 모세혈관의 굵기는 머리카락 굵기의 10분의 1에 불과하다.

뿐만 아니라 혈액은 중력 때문에 70%가 하체에 몰려 있다. 때문에 혈액이 손이나 다리로 내려가는 건 쉽지만 하체에 있는 혈액을 상체로 끌어올리는 건 심장의 힘만으로는 역부족이다. 이런 심장을 보조해 원활한 혈액순환을 돕는 게 '종아리 근육'이다. 종아리 근육이 제2의 심장으로 불리는 이유는 다리로 내려간 혈액을 심장으로 올리는 데 가장 중요한 역할을 하기 때문이다.

부정맥 처방에도 모세혈관을 열어주는 '징코후'가 들어가지만 종아리 근육을 강화하는 '걷기 운동'과 '까치발 운동'을 병행하면 효과가 배가 된다. 까치발 운동은 말 그대로 발뒤꿈치를 바짝 들어올렸다 내렸다 를 반복하면서 자신의 체중으로 종아리 근육을 키워주는 운동법이다.

부정맥 미네랄 챙기면 빨리 회복된다

미네랄은 우리 몸의 약 4%를 차지하는 영양소지만, 결핍되면 인체는 악성 부정맥에서 발기부전까지 다양한 질병으로 고통을 받게 된다. 비타민이 부족하면 건강이 나빠져도 생명은 유지할 수 있지만, 미네랄이 부족하게 되면 건강의 균형을 잃는 것은 물론, 생명유지 자체가 불가능하다.

우리가 섭취하는 단백질과 탄수화물, 지방 등은 대부분 에너지로 사용되고 일부는 근육과 지방, 장기 등으로 몸을 구성한다. 이런 영양물질들이 에너지가 되고 몸에 잘 쓰이도록 하는 것이 비타민과 미네랄이다.

따라서 부정맥 환자들은 비타민과 미네랄 섭취에 각별히 유의해야 한다. 비타민과 미네랄은 과일과 채소에 풍부하지만, 특히 채소 속에 있는 미네랄이 부족하면 단백질·탄수화물·지방·비타민이 몸에 아무리 많아도 쓸모가 없다. 단백질·탄수화물·지방을 에너지로 전환하고, 비타민이 인체에서 잘 활용되도록 촉매역할을 하는게 미네랄이기 때문이다.

미네랄의 하루 필요량은 아주 적은 양이어서 미량영양소로 불린다. 그럼에도 불구하고 현대인들 모두가 미네랄 결핍으로 영양실조에 빠져 있다. 미네랄 부족 현상은 잘못된 식생활과 현대화된 농사법(농약, 비료, 제초제)에 원인이 있다. 화학비료가 땅의 거름을 대신하는 현대 농법이 토양의 산성화를 만들고 농작물이 흡수해야 할 각종 미네랄이 고갈된 척박한 땅을 만든 것이다.

영양치료 처방에도 미네랄이 들어간다. 당연히 합성영양제가 아니고 천연 성분이다. 그러나 미네랄은 생채소와 과일, 산야초 그리고 바다의 채소로 불리는 미역, 다시마, 김 등 해조류를 통하여 섭취했을 때 체내 흡수율과 생체 이용률이 높다.

열을 가하지 않은 생채소를 섭취해야 하는 이유는 흡수율과 생체 이용률을 높일 뿐 아니라 혈관을 깨끗하게 만들어 주기 때문이다. 양배추나 당근, 양상치, 셀러리, 시금치, 파셀리 등의 채소에 함유된 미네랄 중에 칼슘은 열을 가하면 석회화되어 콜레스테롤과 결합하여 혈관벽에 쉽게 달라붙게 된다.

찌거나 데치거나 삶은 채소를 전혀 안먹을 수는 없겠지만 부정맥 환자들은 최대한 적게 먹도록 애를 써야 한다. 또한 신선한 생채소를 섭취하면 효소가 풍부하여 체내에 저장된 효소를 소모하지 않고도 소화, 흡수작용이 쉽게 이루어진다.

이렇게 해서 소화과정에서 절약된 효소는 다른 생명활동에 충당하게 된다. 자연치유력을 높여주는 효소는 섭씨 55도 정도의 열을 가하면 죽어버린다. 효소를 잃은 식물에는 생명력이 없다. 날콩을 심으면 싹이 나지만 삶거나 볶은 콩은 싹이 나지 않는다. 냉장고 속에 오래 넣어둔

당근은 잎이 나지만 가열한 당근에서는 눈이 티지 않는다. 이 차이가 바로 생명력이다.

인체는 탄수화물, 단백질, 지방 순으로 에너지원을 얻는데 열을 가하지 않은 효소가 살아있는 야채는 탄수화물, 단백질, 지방의 소화를 돕는다. 또 하나 주목해야 할 점은 밥을 소화하는데는 30% 정도의 에너지를 소비하며 육류를 소화하는데는 70%라는 막대한 에너지를 소비하게 된다는 것이다.

효소가 살아있는 생채소를 섭취하면 소화에 소비하는 에너지를 줄이게 되어 오장육부가 훨씬 더 많은 기능을 할 수 있는 에너지가 생긴다. 이는 약을 줄이거나 끊고 회복을 앞당기는 중요한 원리이다.

부정맥 환자 역시 혈전을 만들어 혈관을 막아버리는 중성지방과 콜레스테롤, 요산 수치를 높이는 식품은 철저히 제한해야 한다.

Part1 '심장병 영양치료' 뒷부분에 수록된 식이요법을 참고해서 지키면 부정맥 치료를 돕고 재발과 합병증도 예방할수 있으니 꼭 살펴보기 바란다.

신장병
영양치료

소변 거품, 혈액뇨!
절대 간과하면 안 된다

2020년도에 출간한 『영양치료의 힘』에서 소개했던 [사례 1]이윤호 씨
(남 67세 신장 169cm, 체중 72kg)와 [사례 2]서상기 씨(남 67세 신
장 169cm, 체중 72kg), [사례 3]김윤수 씨(남 67세 신장 169cm, 체
중 72kg) 등 세 사람은 소변에 거품이 나오는 증상 때문에, 영양치료
를 시작한 사람들이다.

세 사람 모두 신장 기능을 평가하는 크레아티닌, 요소질소, 사구체
여과율은 정상이었다.

[사례 1]이 씨는 소변에서 거품이 나온지 2년 정도, [사례 2]서 씨는
3년, [사례 3]김 씨는 6년 되었을 때 영양치료를 시작했다. 이 씨는 당
뇨병 진단을 받고 약을 먹은지 10년 됐고, 서 씨는 혈압약은 20년, 당
뇨약은 10년 복용했으며 김 씨는 혈압이나 당뇨는 없었고 전립선암으
로 방사선 치료를 받았던 사람이다.

서 씨와 이 씨는 영양치료를 시작한 지 6개월이 지났을 때 거품이 절
반으로 줄었고 1년이 지났어도 가끔 조금씩 보인다고 했다.

전립선암으로 방사선 치료를 받았던 김 씨는 영양치료를 시작한 지
4개월이 지날 무렵 소변 거품이 절반으로 줄었고 8개월 만에 완전히
회복되었다.

소변 거품은 검사상 신장 기능이 정상일 때 고치지 않으면 안 된다.
신장은 그 기능이 50% 이상 손상된 후에야 비로소 진단이 나오기 때
문이다. 일단 진단이 내려지면 진행 속도를 늦출 수는 있어도 진행 자

체를 막아내진 못한다.

전립선암으로 방사선 치료를 받았던 김 씨가 당뇨와 고혈압을 앓았던 사람들보다 오히려 더 빨리 소변 거품 증상이 치유됐다는 사실을 깊이 유념해야 한다. 방사선치료의 부작용도 심각하지만, 고혈압이나 당뇨병으로 인한 신장 손상은 오랜 세월에 거쳐 축적되어 나타나기 때문에 합병증이 시작되면 신장병뿐 아니라 전신질환으로 발전하게 된다.

윤대현 씨(남 64세 신장 168cm, 체중 65kg)는『영양치료의 힘』에서 소개했던 사람이다. 마산에서 중소기업체를 운영하는 윤 씨는 27세 때 투석을 받기 시작하여 무려 30년 동안이나 투석을 받았던 사람이다.

1980년 당시 혈액투석실을 운영하는 기관은 서울의 세브란스병원과 가톨릭의대 성모병원, 서울대학병원 정도였고 지방에는 없었다.

윤 씨는 투석을 받기 위해 일주일에 3번씩 서울을 가야 했다. 다행히 윤 씨는 모친의 신장을 이식받아 새삶을 찾을 수 있게 됐다. 하지만 불과 2년 만에 다시 투석을 받아야 했고, 다시 일주일에 3번씩 서울을 오가는 일을 반복해야 했다. 윤 씨는 동생을 통해서도 신장이식을 받았지만, 그것도 5년을 넘기지 못했다.

이식한 신장의 수명은 수혜자와 공여자의 세포적합도에 따라서 차이가 있지만, 식생활의 영향을 많이 받는다. 신장이식을 받은 후에도 이전의 잘못된 식생활을 계속한다면 수명은 얼마가지 못한다.

윤 씨는 최근 골다공증으로 인한 척추압박골절로 수술을 받아야 했고 이어서 고관절 괴사로 수술을 받은 후에는 허리와 다리에 힘이 없어 앉았다가 일어서는 것이 힘들고 걷다가 주저앉을 때도 있다며 절망이 가득했다.

투석을 오래한 환자들의 경우 투석중에 뼈의 주요 구성 성분인 칼슘이 계속 빠져나가기 때문에 척추 골절이나 고관절 골절이 발생하기 쉽다. 그리고 고관절 골절은 합병증 발생과 사망률이 높지만, 생존 환자도 보행 및 일상생활 기능을 회복하지 못하는 경우가 흔하다고 한다.

윤 씨는 척추와 관절을 감싸고 있는 인대 강화에 필요한 제품을 따로 추가하지 않고 신장병에 대한 기본처방으로만 영양치료를 시작했다. 4개월이 지나자 시커멓던 얼굴에 혈색이 돌았고 투석 후에 오는 심한 피로감도 느껴지지 않게 되었다. 그뿐 아니라 허리와 다리에 힘이 생겨 하루 40분 이상 걷기 운동을 할 정도로 많이 호전되었다. 윤 씨는 그동안 자신이 앓고 있는 신장병에 대해 너무 무지해서 자신뿐 아니라 가족까지 너무 큰 대가를 치루고 여기까지 왔다며 감사하다고 말하는 목소리가 여러번 울먹거렸다.

그동안의 경험에 의하면 신장병 때문에 영양치료를 시행했을때 허리 디스크나 척추관협착증에도 도움이 되는 것을 확인할 수 있었다. 한의학에서는 허리는 오장육부 중 신장과 관련이 깊으며, 허리의 건강은 신장의 건강상태가 반영되어 나타난다고 본다.

현재 필자의 관리를 받고 있는 2만 7천(2020년)여 명의 환자들 중에서 신장병 환자의 수는 대략 3,000명 정도 된다. 그들 중에서 채소와 과일을 익혀 먹으면 신장병의 진행 속도가 더 빨라진다는 사실을 아는 사람들은 거의 없었다.

윤 씨의 경우 신장이식을 2번이나 받았고 혈액투석을 30년이나 받았지만, 채소는 어릴 때부터 잘 먹지 않았고 평소에 먹는 음식과 자신이 가지고 있는 병과의 관련이 그렇게 깊은지는 영양치료를 시작하고 나서 자신의 변화를 보면서 깊이 깨달았다고 했다.

요즘은 검사상에 칼륨 수치가 높지 않을 때는 채소를 하룻밤 정도 물에 담가두었다 먹고 수치가 많이 높을 때는 데치거나 삶아서 먹고 있다.

채소와 과일을 물에 담가두거나 익혀서 먹는 이유는 칼륨(포타슘) 성분을 제거하기 위함이다.

칼륨은 우리 몸에서 매우 중요한 미네랄 중 하나로, 채소와 덜 가공된 곡물을 섭취하던 시절에는 칼륨 섭취가 너무 많아 문제가 되기도 했지만, 식단의 서구화로 인해 섭취량이 줄어들어, 이제는 필요한 양보다 적은 양을 섭취하고 있어 문제가 되고 있다.

게다가 화학비료에 의해 산성화된 토양은 칼륨을 비롯한 각종 미네랄이 고갈된 상태여서, 채소와 과일을 많이 섭취해도 필요량의 절반도 채울 수 없게 되었다.

그런데도 신장 기능이 30% 이하로 떨어지면 그마저도 먹지 못한다. 신장 기능이 떨어지면 칼륨이 소변으로 배출되지 않고 체내에 쌓이기 때문에 혈중 칼륨 농도가 7.0mEq/L 이상이 되면 근육 마비, 호흡 부전, 저혈압, 부정맥 등의 증상을 보이다가 심정지가 올 수도 있기 때문이다.

칼륨이 부족해도 혈관이 수축돼 혈압이 높아지고 심장박동이 빨라지게 되는데 극도의 저칼륨혈증이 생기면 심장의 부정맥으로 인해 사망에 이를 수도 있다.

어쨌든 신장 기능이 30% 이하로 떨어진 환자들은 채소를 데치거나 익혀서 먹어야 하는데 그러면 채소에 들어있는 칼륨이 50% 이상 제거되므로 고칼륨혈증은 해결할 수 있지만, 문제는 여기서 끝나지 않는다.

채소를 데치거나 삶으면 효소가 사라지고 채소에 살아있는 유기수산이 열에 의해 죽은 무기수산(일종의 석회성분)으로 변하기 때문이다. 채소를 데치거나 삶을 때 생기는 석회 성분이 이미 손상된 혈관을 더욱 막아버리는 요인이 되는 것이다. 혈관에 석회가 침착되는 동맥경화 현상은 말기 신장병 환자에게서 흔히 관찰되며, 혈액투석을 받는 환자의 가장 큰 사망 원인도 혈관의 석회화로 인한 심혈관계 질환이다.

혈관 석회화는 혈관에 칼슘이 쌓여 혈관이 딱딱하게 굳어지는 현상으로, 혈관에 석회가 침착되면 혈관을 확장하는 스텐트 시술이나 관상동맥우회수술을 받는데 큰 어려움이 있다. 혈관이 딱딱하게 굳어 있어 스텐트나 튜브를 넣는 시술을 할 경우 혈관이 터져버릴 위험이 있기 때문이다.

앞서 윤 씨의 사례에서 보듯이 어렵게 신장이식을 받아도 장골동맥에 혈관석회화 증상이 있을 경우 이식받은 신장의 수명은 오래가지 못한다. 장골동맥은 복부 대동맥에서 다리로 내려가는 골반 내에 위치한 큰 동맥으로, 이식 수술 시 이식하는 신장과 연결하는 혈관이다.

건강한 사람들도 찌거나 데치거나 삶은 채소를 많이 먹으면 요로결석(소변길), 담석(쓸개), 타석(침샘), 이석(귀), 결막결석(눈) 등이 생기게 된다. 요로결석은 위치에 따라 신장결석, 요관결석, 방광결석으로 구분한다.

그 어떤 질환도 초기에 다스리지 않으면 많은 대가를 치르게 되지만,

신장병은 더욱 그렇다. 따라서 신장병은 초기 증상인, 소변에 거품이 보일 때 빠르게 대처해야 한다. 시기를 놓쳤더라도 생채소를 섭취할 수 없을 만큼 악화되지 않았다면 회복될 가능성은 열려 있다.

신장병은 말기로 갈수록 칼륨 배출능력이 떨어지지만 그래도 칼륨 수치가 5.0mmol/L 후반이나 6.0mmol/L(칼륨 정상수치 3.5~5.5mmol/L)까지는 생채소를 조금씩 먹을 수 있다는 사실을 꼭 기억해야 한다. 신장은 기능이 떨어져도, 남아 있는 조직을 최대한 가동하는 능력이 뛰어나기 때문에 칼륨을 소량만 공급해줘도 신장 기능 손상이 천천히 진행될 수 있다.

참고로 칼륨을 비롯하여 칼슘, 마그네슘 등의 미네랄이 부족하면 4대 영양소(단백질, 탄수화물, 지방, 비타민)가 정상적인 기능을 수행하지 못한다. 미네랄이 부족하면 4대 영양소의 체내 흡수, 에너지 전환, 골격과 치아 형성, 조혈작용, 체내 산도(pH) 균형 어느 것 하나도 정상적인 기능을 하지 못한다.

그러므로 신장병은 반드시 초기에 고쳐야 한다. 신장의 남은 기능은 혈액 내 크레아티닌(Creatinine)과 요소질소(BUN) 그리고 사구체여과율(GFR)과 칼륨(포타슘) 수치를 보면 알 수 있다. 생채소를 먹을 수 없을 만큼 수치가 정상 범위를 벗어나면 완치는 불가능하다.

만성신장병은 국내 35세 이상 성인 7명 중 1명이 앓을 정도로 흔하지만 국내 여러 기관의 조사 결과를 종합해보면 환자들 중에서 자신의 병을 제대로 아는 사람은 1.3~6.3%에 불과한 것으로 밝혀졌다.

이처럼 만성신장병에 대한 인지도는 고혈압과 당뇨병에 비해 현저히

낮은 편이다. 이렇다보니 투석이나 신장이식을 받아야 하는 말기신부
전 환자 수가 빠른 속도로 증가하고 있어 국가 건강보험 재정에도 큰
부담이 되고 있다.

말기신부전 환자들의 혈액투석에 드는 비용은 1인당 한 달에 최소
250만 원 이상으로 연간 약 3천만 원이 소요된다. 이중 90%의 비용
을 국가에서 부담하고 있는데 환자나 부양가족의 소득 수준이나 재산
에 상관없이 산정 특례 적용을 받기 때문이다.

산정 특례란 값비싼 의료비 때문에 고통을 겪는 희귀난치성 질환자
들을 위해 보건복지부가 본인 부담 진료비를 경감해주는 제도이다.

이렇듯 만성신부전 환자가 계속 증가하고 있는 이유는 신장은
70~80%가 손상돼도 거의 증상이 없으며 일찍 발견해도 뚜렷한 치료
법이 없기 때문이다.

물론 병원에서는 소변검사에서 단백뇨가 나오면 혈압약과 스테로이
드제, 면역억제제를 처방해준다. 중성지방과 콜레스테롤, 요산, 칼륨
등의 수치가 높아도 마찬가지다. 그저 수치만 낮추는 약을 처방해줄
뿐이다.

약을 처방하는 이유는 말기신부전으로 진행되는 것을 늦추기 위해서
다.

그러나 이런 약들을 오래 사용했다면 신장 기능을 세심하게 체크해
야 한다. 만성질환 대책을 마련하기 위한 연구는 1975년 미국의회의
상원에 설치된 영양문제특별위원회에서 시작되었고, 막대한 예산을 투
입하여 2년 동안 조사하여 1977년 내린 결론은 만성질환을 치료하기
위해 '새로운 신약을 개발해야 한다'는 것이 아니라 반세기 또는 1세기

전의 식생활로 돌아가야 한다는 것이었다.

연구 결과를 한 마디로 줄인다면 만성질환은 약으로 고칠 수 없다는 것이다.

물론 부작용을 감수하고라도 약을 꼭 사용해야 할 때가 있다. 하지만 만성신장병 환자는 어떤 종류의 약도 오래 사용해서는 안 된다. 약을 사용해서 투석을 늦출 수 있을지 없을지를 정말 심사숙고해야 한다.

요즘은 의약품의 부작용을 공개하는 것이 의무화되어 있으므로 인터넷 검색창에 자신이 사용하고 있는 약품명을 검색하면 약품 정보 및 약효 분류 주의 사항 및 부작용에 대한 내용을 확인할 수 있다

신장은 한번 손상되면 회복이 되지 않는 장기이다. 따라서 신장병은 주기적인 검사를 통해 단백뇨와 크레아티닌 수치, 사구체여과율 수치를 주의 깊게 관찰해야 한다.

신장기능 검사의 정상수치

크레아티닌 Creatinine 정상 수치 0.7~1.4㎎/㎗
요소질소 BUN 정상 수치 10~26㎎/㎗
사구체여과율 GFR 분당 90~120ml
단백뇨 Protein 정상 수치 120~150㎎/ℓ
혈뇨 RBC Count 정상 수치 4~5/HPT
알부민 1+(소변에 알부민 30㎎ 함유) 2+(알부민 100㎎) 3+(300

mg) 4+(1,000mg 이상)

칼륨 Potassium 정상 수치 3.5~5.5mmol/ℓ(7.0 응급상황)

요산 Uric acid 정상 수치 3~7mg/㎗

인 Cholesterol 정상 수치 2.5~4.3mg/㎗

헤모글로빈 Hemoglobin 정상 수치 13.0-17.0g/㎗

신부전은 신장에서 1분당 여과하는 혈액의 양에 따라 1~5기로 구분한다. 1분당 90ml 이상의 혈액을 여과하면 1기, 60~89ml는 2기, 30~59ml는 3기, 15~29ml는 4기이며, 15ml 미만이면 투석이 필요한 5기에 해당한다. 크레아티닌 수치가 2.0mg/dl 이상 올라가도 자각증상을 못 느끼는 환자가 있는데 이 수치는 신부전 3기에 해당하는 높은 수치인 것이다.

건강한 신장에서 1분 동안 혈액을 깨끗하게 걸러주는 양이 90~120ml인데 크레아티닌 수치가 2.0mg/dl인 사람은 1분 동안 걸러줄 수 있는 피가 30~59ml밖에 안되는 것이다. 따라서 만성신부전 3기 진단을 받았다면 신장 사구체에서 여과되지 못한 노폐물이 항시 혈액을 타고 온몸을 돌아다니고 있다는 걸 잊어서는 안된다.

자신의 몸에서 벌어지는 이러한 상황을 안다면 신부전 3기는 결코 호락한 상태가 아니다. 그럼에도 의외로 사람들이 그 심각성에 무감각하거나 아직은 견딜만 하다고 생각하는 경우가 많아 필자로선 참으로 안타까운 일이다.

미국 질병통제예방센터(CDC)에 의하면 미국 성인의 10%에서 3기 이상의 만성 신부전이 있으며 2천만 명 이상의 환자들이 있다고 보고되고 있다. 그러나 이들 중에서 투석을 받거나 신장 이식수술을 받는 환자는 극히 일부에 불과한 것으로 알려져 있다.

3기 이상의 환자들은 투석치료나 신장이식을 받는 상황을 겪기 전에 이미 대부분 심혈관질환(협심증, 심근경색 등)으로 사망한다는 얘기다.

필자가 하고 싶은 말은 병원에서 몇기 라고 말해주는 구분이 치료의 기준이 아니라 일단 신장병이 시작되면 내 몸의 혈관상태가 어떤 상태에 처하게 되는지를 알고 치료를 선택해야 한다는 것이다.

이책에 수록돼 있는 체험사례들을 살펴보면 크레아티닌 수치가 2.0mg/dl 이하인 신장병 환자들의 체험사례는 몇 되지 않는다. 크레아티닌 수치가 2점대 미만이고 칼륨 수치가 정상인 경우, 생채소와 해조류를 충분히 섭취할 수 있어서 이런 사람들은 수치가 정상으로 회복되는데 그리 오래 걸리지 않는다.

크레아티닌 수치가 3점대라도 생채소나 물에 담가둔 채소를 섭취했을 때 칼륨 수치가 올라가지 않으면 아직은 희망이 있다. 조리법에 따른 칼륨 제거 효과를 보면, 얇게 썰어서 흐르는 물에 씻은 것은 10%, 데친 것은 30~50% 정도 감소한다.

이러한 이유로 필자는 소변에 거품이나 혈액이 섞여 나오는 증상이 1년 이상 되었다면 병원 검사에서 아무 이상이 없어도 그때부터 신장 관리를 시작하라고 간곡히 당부한다.

물론 건강한 사람도 고기를 많이 먹거나 격렬한 운동을 하면 소변에 약간의 거품이 생기기도 한다. 이렇듯 일시적인 거품은 큰 문제가 되지 않는다. 그러나 거품이 수개월에서 수년간 지속된다면 더는 방치해서는 안 된다. 고혈압과 당뇨를 앓고 있다면 더 말할 것도 없다.

사실 소변에 거품이 보이거나 피가 섞여 나오는 증상이 나타난다면 감사해야 할 일이다. 대부분의 경우 아무런 증상이 없다가 신장기능이 50% 이상 상실된 후에야 비로소 진단이 나오기 때문이다.

치료시기를 놓쳐 혈액투석을 하기 시작하면 일상생활에 많은 제약이 따른다. 신장투석은 통상 1주일에 3차례 받으며, 한 번 받는 데 4시간이 소요된다. 때문에 정상적인 생활도 어렵지만 5년 생존율도 암환자들보다 훨씬 낮다.

어렵게 신장이식을 받아도 평생 '사이클로스포린'과 같은 면역억제제를 복용해야 하기 때문에 그로 인한 부작용도 심각하다. 사이클로스포린은 자가면역질환에도 사용하는 약으로, 이식받은 신장은 보호되지만 요산이 증가하고 혈압이 높아지며, 간 기능 장애, 당뇨병 등의 부작용을 평생 안고 가야 한다. 뿐만 아니라 면역억제제는 근본적으로 인체의 면역체계를 약화시키기 때문에 세균이나 바이러스에 대한 감염이나 암 발병 등의 부작용은 감수할 수밖에 없다. 필자가 경험한 환자들 중에 신장이식 수술을 받은 후 암으로 사망한 사람들이 상당수에 달한다.

모친과 동생의 신장을 이식받아 5년 동안 투석을 받지 않고 지낼 수 있었던 윤 씨의 경우는 정말 특별한 케이스였다.

모세혈관의 혈액 흐름을
억제하는 혈압약

[사례 1]

이영민 씨(여성 59세, 신장 168cm, 체중 65kg)는 소변 거품 증상
으로 영양치료를 시작했다. 혈압약을 9년째 복용했으며 당뇨수치(당
화혈색소 6.8)가 높았지만 약을 먹지는 않았다. 소화력이 약하고 추위
를 많이 타는 체질이라 봄가을에도 두꺼운 양말을 신어야 할 정도로
수족냉증이 심해 매일 족욕을 해야 겨우 컨디션을 유지할 수 있었다.

상담을 할 당시 수족냉증만 좋아져도 살 것 같다고 했는데 영양치료
를 시작하고 4개월이 지나면서부터 소변 거품이 줄고 혈압과 당화혈색
소가 정상범위로 내려왔다. 두 달이 더 지나자 수족냉증도 많이 좋아
져 손발이 따끈따끈 할때도 있고 찌릿하게 시린 느낌이 사라졌다며 좋
아했다.

혈압약 중에서 베타차단제는 이영민 씨와 같이 추위를 많이 타는 사
람이 복용할 경우 부작용을 감당하기 어렵다. 베타차단제는 심장박동
을 인위적으로 느리게 하여 혈압을 낮추기 때문에 수족냉증을 비롯하
여 다양한 부분에서 혈액순환 장애를 겪게 된다.

특히 발은 심장에서 가장 멀리 떨어져 있고 전체 모세혈관의 60%가
분포되어 있으며 자율신경이 집중돼 있어 제2의 심장으로 불린다. 이
씨의 경우 아직 신장병 진단은 받지 않았지만 소변에 거품이 나온지가
3년이 넘었고 혈당이 높기 때문에 모세혈관 관리를 철저히 해야 한다.

악화되면 발가락이나 발목을 절단해야 하는 상황에 이를 수도 있다. 발가락이나 발목을 절단하는 것은 특별한 원인에 의한 것이 아니고 혈액이 발의 모세혈관까지 미치지 못해서이다.

혈압약의 종류는 다양하지만, 혈압이 상승하는 근본 원인을 치료해주는 약은 단 한 가지도 없다는 사실을 알아야 한다.

[사례 2]

신정우 씨(남 65세, 신장 178cm, 체중 84kg)는 당뇨와 고혈압을 앓은 지 10년 만에 만성신부전증 진단을 받은 사람이다. 크레아티닌 수치는 2.5 mg/dl였고 왼쪽 눈은 백내장 수술을 받았으며, 오른쪽 발이 차고 저림증세(말초신경병증)가 심할 때 영양치료를 시작했다. 신 씨는 당뇨 진단을 받고부터 현미밥을 먹어왔는데 병원에서는 칼륨이 많이 든 현미를 못 먹게 했지만 양을 조금 줄여서 계속 먹었으며 채소도 조금씩 골고루 먹는다고 했다.

영양치료를 시행한 지 3개월이 되었을 때 발의 냉증과 저린 증상이 개선되었고 현미밥에 생채소 섭취를 늘려도 칼륨 수치가 오르지 않았다. 7개월이 지날 무렵 정기적으로 검진을 받던 병원에서 혈압약과 당뇨약을 끊어도 된다는 의사의 말을 들었다며 흥분과 놀라움이 가득한 목소리로 전화를 했다. 체중이 5kg 정도 빠졌고 크레아티닌 수치는 2.2~2.8mg/dl로 잘 유지되고 있다.

[사례 1]의 이 씨의 경우 소변에 거품이 나온지는 3년이 지났어도 크레아티닌과 BUN 수치는 정상범위에 있었다. 이 씨는 아직 당뇨약

을 먹지 않은 상태였고 신장병 진단을 받은 것도 아니다. 하지만 모세혈관의 혈류를 억제하는 고혈압약을 9년째 복용했고 당화혈색소도 6.8(정상 5.7~6.5)로 곧 당뇨약을 먹어야 할 상황이다. 게다가 수족냉증이 심하고 소변에 거품이 나온지도 3년이 넘었기 때문에 얼마 가지 않으면 신장 수치는 정상 범위를 벗어나게 된다.

그동안 경험에 의하면 혈압약이나 당뇨약을 3년 이상 복용한 사람들의 경우 거품뇨 증상 하나만 개선하는 데도 6개월에서 1년이라는 시간이 걸렸다. 만성신부전증 진단이 내려지면 왜 회복이 불가능한지 짐작이 갈 것이다.

이 씨는 신장병 진단이 나오기 전에 영양치료를 시작했기 때문에 소변 거품 증상과 혈압이 개선되었고 당화혈색소 수치도 정상범위로 내려왔으며 수족냉증도 호전이 되었다.

이 씨가 신장병 진단을 받은 후에 영양치료를 시작했다면 고혈압이나 당뇨병, 수족냉증은 고칠 수 있겠지만 신장병은 진행속도를 늦추고 합병증을 막을 수 있는 것이 전부였을 것이다.

[사례 2]의 신 씨는 당뇨와 고혈압에 만성신부전증 진단까지 받은 사람이다. 신 씨는 당뇨약과 혈압약을 10년이나 복용했고 크레아티닌 수치는 2.5mg/dl로2~3년 후에는 혈액투석을 받아야 한다는 진단을 받았던 사람이다. 게다가 말초신경병증 증상도 심했는데 영양치료 7개월만에 발바닥 통증과 둔한 감각이 개선되었고 혈압약과 당뇨약도 끊을 수 있었다. 체중도 5kg이나 빠져 좋은 컨디션을 유지했지만, 신장(크레아티닌 수치 2.2~2.8mg/dl 유지)은 더 악화되지 않는 선에서 그

쳤다.

사실 신 씨는 투석을 받지 않은 것만 해도 기적과 같은 일이다. 투석을 면한 것은 생야채를 먹어도 칼륨 수치가 오르지 않을 때 영양치료를 시행했기에 가능했던 것이다.

신 씨가 고혈압과 당뇨병을 고칠 수 있었던 것은 모세혈관이 회복되었기 때문이다. 그러나 모세혈관이 가장 많은 신장 사구체는 회복되지 않았다. 모세혈관 덩어리인 신장 사구체는 기능이 50% 이상 감소돼도 검사 상에는 정상으로 나타날 수 있으며, 80%가 손상돼도 자각 증상이 없는 경우가 많다보니 거의 대부분 회복이 불가능한 시기에 발견되는 것이다.

신장병을 악화시키는 혈압약

신장병 환자들에게는 통상 3종류 이상의 혈압약이 처방되며, 4종류가 처방되기도 한다. 가장 많이 처방되는 혈압약은 ACE inhibitor(에이스 차단제)와 ARB이다. 이 두종류의 혈압약은 신장 기능 보존에도 도움이 된다고 보고되어 있다.

하지만 사실 혈압약은 신장의 모세혈관은 물론 모든 기관과 조직의 모세혈관까지 혈액흐름을 억제할 뿐만 아니라 칼륨 배출을 억제하여 신장 손상을 더 가속화한다.

물론 혈압이 높을 때는 약을 사용하여 위험을 줄여야 한다. 하지만 약으로 혈압을 낮추면 당장의 위험은 피할 수 있지만 대신 혈류가 느려져 혈관이 잘 막히게 된다. 혈압이 낮으면 피의 흐름이 느려지는데, 그 영향은 혈액을 많이 소모하는 장기일 수록 많이 받는다.

인체는 장기의 종류에 따라 소비하는 혈액량이 다른데, 소화기관인 장(場)은 혈액의 30%를, 신장은 20%를, 뇌와 골격근은 15%를 소비하지만 단위 면적당 혈액을 가장 많이 소비하는 장기는 신장이다.

혈압약을 5년 이상 복용했고 소변에 거품이 계속 나온다면 검사 결과 아무 이상이 없어도 신장 손상이 상당히 진행된 것으로 보아야 한다. 5년이 넘도록 신장으로 가는 혈류를 감소시켰기 때문이다.

고혈압약의 종류와 부작용

1) 혈관을 확장시키는 약

안지오텐신 전환효소 억제제(ACE억제제), 안지오텐신2수용체차단제(ARB), 칼슘길항제, 혈관확장제, 알파차단제 등이 있다. 이 약들을 사용하면 혈관이 확장되면서 혈관 내 저항력이 감소하고 공간이 확대되어 결과적으로 혈압이 내려간다.

칼슘길항제의 경우 혈관벽의 세포와 혈소판으로 칼슘이 침투하지 못하게 함으로써 혈압을 낮춘다. 혈관벽의 세포에 칼슘이 증가하면 혈관은 강하게 수축하고 칼슘이 유입된 혈소판은 응축되며 혈관벽에 혈소판 침착물이 증가해 혈압이 상승하기 때문에 칼슘 유입을 막아 혈압을 낮추는 원리이다.

2) 혈액의 양을 감소시키는 약

'이뇨제'라고도 부르는 이 약은 신장에 작용하여 소변으로 혈액을 내보내 혈액량 자체를 줄이는 원리이다. 즉 혈액중에 있는 나트륨, 수분 등을 신장을 통해 강제로 배출하도록 하여 혈액량을 감소시키고 결과적으로 혈압을 내리는 역할을 한다. 이뇨제는 고혈압 환자들에게 많이 처방되는 편이며 다른 혈압약과 함께 사용하면 효과가 크기 때문에 병합 요법으로도 쓰인다.

3) 심장의 활동력을 떨어뜨리는 약

심장 박동수를 천천히, 약하게 수축하여 강제로 혈압을 내리는 원리이다. 대표적인 약 베타차단제는 심장 박동수와 심장의 수축력을 낮춰 동맥을 이완시키는 효과를 통해 혈압을 낮추게 된다. 베타차단제는 고혈압 외에도 협심증이나 심장의 일정한 박동 장애 치료에도 사용되는데 심장의 운동이 감소하면 산소 요구량이 줄어들어 협심증이 완화되는 원리이다.

혈압약의 종류마다 조금씩 차이가 있지만 결국 '혈관의 탄력'과 '심장의 근력'을 약화시켜 일시적으로 혈압을 내리는 것이다. 즉, 근본 문제를 해결하는 것이 아니라 단순히 혈압 수치를 낮추는 관점에서 접근하기 때문에 원인과는 상관없이 혈압을 강제로 떨어트리게 된다. 혈압약을 다른 말로 '강압제', '혈압강하제'라고 부르는 이유이기도 하다.

물론 혈압이 높을 때는 약을 사용하여 위험한 상황을 빠르게 대처해야 한다. 그러나 약을 먹고 혈압이 정상 수치가 되었다고 해서, 혈압이 높아진 원인을 그대로 방치하면 신장으로 가야할 혈액량은 점점 더 줄어들게 된다.

당뇨 전 단계! 혈뇨, 거품뇨!
모세혈관 손상은 이미 오래전 시작됐다

모두가 다 아는 사실이지만 당뇨병은 그 자체보다는 합병증이 더 무섭다. 합병증은 우리 몸 전체 혈관의 90% 이상을 차지하는 모세혈관이 좁아지거나 막히면서 시작된다. 따라서 당뇨병은 어떤 질환보다 모세혈관 관리에 철저해야 한다.

사탕을 입안에 오래 물고 있으면 사탕이 머물렀던 입안 점막이 뻣뻣하고 거칠어진다. 당뇨가 있는 사람의 혈관은 항상 이런 상태에 있다. 그래서 당뇨병이 발생하면 신장병, 망막증, 심뇌혈관질환, 당뇨발 등의 합병증이 생기게 되는 것이다.

따라서 신장기능검사에서 크레아티닌, 요소질소, 사구체여과율 등의 수치가 정상으로 나와도 당뇨를 앓고 있거나, 당뇨병 전 단계 진단을 받았거나 혈뇨나 소변 거품이 계속된다면 신장 손상은 이미 진행되고 있다는 사실을 꼭 기억해야 한다.

만성신부전으로 진단이 내려지면 치료약도 없지만 감기에 걸리거나 사고로 몸을 다쳐도 함부로 약을 먹지 못한다. 감기약, 항생제, 진통소염제, 한약 등 대부분의 약물은 신장을 통해서 소변으로 배출되기 때문이다.

따라서 당뇨약을 5년 이상 복용했고 소변에 거품이 나오지만 그래도 신장기능검사에서 이상이 발견되지 않았다면 지금까지 잘 버텨준 것에 감사해야 한다. 그러나 일반 종합검진이나 국가검진으로는 신장의 이상여부를 못 찾아내는 경우가 많다는 사실을 알아야 한다. 신장기능이 50% 이상 손상되기 전까지는 소변검사와 혈액검사상에는 대부분 정상으로 나오기 때문이다.

모세혈관의 종류

1. 연속성 모세혈관 : 뇌, 눈 망막, 손발 같은 일반 조직에 분포되어 있는 모세혈관으로 구멍이 없다.

2. 동양 모세혈관 : 간, 비장, 림프절에 분포되어 있는 모세혈관으로 커다란 구멍이 많이 나 있어 혈구(적혈구·백혈구·혈소판)가 자유로이 이동할 수 있다.

3. 유창 모세혈관 : 신장과 소장 그리고 갑상선, 부신, 난소 등 내분비샘 호르몬을 분비하는 장기에 분포되어 있는 모세혈관으로 작은 구멍이 많이 나 있고 얇은 막이 있다.

살펴본 대로 신장 사구체의 유창 모세혈관에는 작은 구멍이 많이 뚫려 있으며, 이 구멍(물질을 거르는 망 같은 것)을 통하여 혈액 속의 노폐물이 걸러지게 된다. 따라서 단백뇨나 혈뇨, 거품뇨가 검출된다면 사구체 모세혈관의 여과 구멍이 막히거나 커져서 혈액을 여과하는 필터가 제 역할을 못하게 된 것이다.

이렇듯 신장의 모세혈관이 손상되면 신장병을 비롯하여 당뇨, 고혈압, 망막증, 황반변성, 당뇨발 등의 질환으로 시신경이 손상되어 시력을 잃게 되거나 당뇨발로 족부를 절단하는 등의 끔찍한 일들이 일어나지만 이는 모두 세포 안에 영양분을 공급하고 세포에서 생긴 노폐물과 이산화탄소를 배출해주는 모세혈관이 좁아지고 막혔을 때 나타나는 것으로, 원인은 동일하며 병명만 다를 뿐이다.

[사례 2]의 신 씨가 영양치료를 시작한 지 7개월만에 고혈압과 당뇨병을 고칠 수 있었던 것은 모세혈관이 회복되었기 때문이다. 그러나 모세혈관이 가장 많은 신장 사구체는 회복되지 않았다는 사실에 주목해야 한다.

아이러니하게도 혈액투석을 받고 있는 환자 대부분은 매년 종합검진을 받아왔던 환자였다. 그러나 몸에서 보내는 신호를 무시하고 검사 수치에만 의존했던 것이 신장기능이 악화되는걸 막을 수 있는 치료 적기를 놓치게 만든 것이다.

당뇨, 고혈압 합병증으로 인한
만성신부전의 체험사례

이제부터는 신장병 환자들이 영양치료를 통해 증상이 개선되고 치료된 사례를 소개해 드리고자 한다. 40년이 넘는 오랜기간 동안 쌓인 임상과 실제 사례들인 만큼 신장병 환자들에게 실질적인 도움이 되리라고 확신한다.

신장병 환자들을 체질별로 보았을 때 소양인(토양·토음)이 가장 많았고 다음으로는 태음인, 태양인, 소음인 순이었다. 태양인과 소음인들 가운데 크레아티닌 수치가 2.5mg/dl를 넘는 사람들은 만나보지 못했으며 거의가 단백뇨나 혈뇨가 나오는 정도였다.

사상의학에서는 소양인들은 위장이 강하고 신장이 약하며, 소음인(수양·수음)은 신장이 강하고 위장이 약한 체질로 구분한다. 사상의학에 대한 신빙성에 대해서는 논란이 많은데, 몸이 건강하여 인체의 항상성(Homeostasis: 어떠한 환경의 변화에도 체내의 조직이나 구성, 성분, 온도를 한결같은 상태로 유지하려는 조절 기능)이 잘 유지되고 있는 사람이라면 간과해도 되겠지만 병이 깊어진 환자들은 이 이론을 주목할 필요가 있다.

소양인은 비뇨기, 생식기의 기능이 약하다 보니 신장, 방광, 자궁, 생식기, 대장 등 배설기관에 질병이 오기 쉽다.

소양인에게 신장병이 많은 이유는 크게 두 가지다. 첫째는 선천적으로 신장이 약하게 태어난 것이고, 둘째는 위장이 튼튼하다 보니 신장을 손상시키는 음식을 먹어도 큰 불편을 못 느끼는 것이다.

반면 소음인들은 위장이 약하고 예민해서 요산수치를 높이는 퓨린이 많이 든 음식이나 포화지방과 트랜스지방이 많이 함유된 음식은 잘 먹어내지 못한다.

몸이 따뜻하고 근육이 많으며 뼈대가 굵은 태음인(목양·목음)의 경우에는 위장과 간이 튼튼하기 때문에 가리는 음식이 없을 뿐더러 과음, 과식을 하기가 쉽다. 그래서 태음인 중에서는 고혈압과 당뇨로 인한 신장병이 많은 것이다.

[사례 3]

윤수영 씨(남 68세, 신장 170cm, 체중 74kg)는 전형적인 태음인이
었다. 혈압약을 32년, 당뇨약을 30년 동안 복용해왔으며 신장병과 역
류성식도염 그리고 목 디스크와 허리 디스크 판정을 받은 후 영양 치료
를 시작했다. MRI상에 나타난 목 디스크와 허리 디스크는 수술할 정
도는 아니라고 했지만 통증이 너무 심해 소염진통제와 스테로이드제를
오래 복용했고 주사도 자주 맞았다고 한다. 합병증이 겹쳐 있고 여러
종류의 약물을 오랫동안 사용해왔지만, 원래 몸이 따뜻했고 여전히 정
상체온을 유지하고 있는 상태여서 효과를 많이 볼 수 있었다.

윤 씨는 영양치료를 시작할 당시 크레아티닌 수치가 3.5mg/dl로 나
왔고, 진행이 빠른 편이어서 2년 후에는 투석을 받아야 한다는 판정을
받았다. 당뇨가 있는 사람들은 크레아티닌 수치가 6.0mg/dl 넘으면
투석을 받아야 한다.

그럼에도 불구하고 2개월 후 체중이 4kg 정도 줄었고 목과 허리 통
증이 많이 경감되었으며 크레아티닌 수치도 2.9mg/dl로 떨어졌다.

영양치료를 시작할 당시 허리와 다리에 힘이 없고 엉치가 아파서 허리
보호대를 차야 겨우 걸을 수 있었다. 상황이 좋지 않아 큰 기대를 하지
않았는데 식사량을 줄이는 등 각고의 노력 끝에 수치를 낮출 수 있었
다.

2년 후에는 투석을 받아야 한다는 의사의 소견이 있었지만, 5년이
지났음에도 아무 합병증도 오지 않았고 크레아티닌 수치도 4.2mg/dl

이상 올라간 적이 없었다. 혈압약과 당뇨약을 30년 이상 복용하여 만성신부전 진단이 내려진 환자가 투석을 면한다는 건 기적에 가까운 일이다.

[사례 4]

이수현 씨(여 67세, 신장 154cm, 체중 68kg)는 고혈압, 당뇨병을 앓은 지 30년이 넘었다고 했다. 20년 전에 심장혈관수술(관상동맥 우회술)을 받았으며, 손발이 저리고 다리 부종이 심해 검사를 받아보니 신장 기능이 25%가 남았다는 진단이 나왔다.

게다가 당뇨망막병증으로 왼쪽 눈은 실명했고 오른쪽 눈도 시력이 떨어져 일상생활이 어려웠다. 8년 전부터는 몸에 심한 한기가 느껴지기 시작했고, 배가 차고 등골이 시리면서부터는 일 년 내내 감기를 달고 산다고 했다.

영양치료를 시작한 지 3개월이 지나자 몸이 따뜻해지면서 등골이 시리고 배가 찬 증상이 개선되어 이때부터는 감기에 걸리지 않게 되었다.

실명한 왼쪽 눈은 반응이 없었지만 시력이 떨어진 오른쪽 눈은 사물이 선명하게 보이게 되었고 수족 저림과 부종 증상도 호전되었다. 이씨는 폭식을 하는 습관이 있고 게다가 운동을 거의 안 한다고 했다. 운동을 꾸준히 해주고 폭식하는 습관을 고쳐야 매일 한주먹씩이나 먹는 약을 줄이거나 끊을 수 있게 되고 투석을 받지 않고 살아 갈 수 있을 거라고 여러 차례 당부했다.

이 씨가 현재 앓고 있는 질병은 고혈압, 당뇨, 심근경색, 당뇨망막증, 만성신부전증 등 6가지나 되지만 모두 혈관질환이다. 즉 그 원인이 모두 모세혈관에 있는것인데 현재 이 씨가 복용하고 있는 약들은 하나같이 모세혈관을 손상시키는 약들이다.

[사례 5]

김보윤 씨(남 74세, 신장 165cm, 체중 62kg)는 당뇨약과 혈압약을 25년째 복용해 왔고, 통풍약을 복용한지 6년쯤 되었을 때 만성 신부전증 진단을 받았다. 영양치료를 시작할 때 크레아티닌 수치는 1.9mg/dl로, 요산 수치는 13mg/dl(정상수치 3~7mg/dl)로 나왔다.

김 씨는 혈압약과 당뇨약을 25년, 통풍약은 6년 동안 복용했다. 그럼에도 불구하고 아직도 투석을 받지 않고 살아갈 수 있을 만큼의 신장기능이 남아있다는 것은 태생적으로 건강을 타고난 태음인이 아니면 있을 수 없는 일이다.

혈압약, 당뇨약, 통풍약은 모두 신장기능을 손상시키는 약들이다. 영양치료를 시행하여 수치가 더 나빠지지않고 유지하는것만 해도 엄청난 결과인데 놀랍게도 운동과 식이요법을 철저히 병행하자 미미하지만 신장기능 수치에 변화가 생겼고, 여러 증상들이 호전되기 시작했다.

영양치료를 시작한지 1년 만에 통풍약을 끊게 되었고, 요산 수치는 조금 높았으나 통풍 발작은 한 번도 오지 않았다. 3년동안 요산수치는 7~9.3mg/dl, 크레아티닌 수치는 1.5~1.8mg/dl 정도로 유지되었으나 당뇨약은 끊지 못했다. 그래도 이전에는 혈압과 혈당 조절이 잘되지 않아 수시로 약을 바꾸거나 양을 조절했는데 혈압과 혈당 조절은 안정적이었다.

혈압약과 당뇨약이 신장병에 미치는 영향은 앞서 설명으로 그 심각성을 충분히 이해했을 것이다. 통풍을 치료하는 약(요산배설촉진제, 요산생성억제제)역시 신장기능을 악화시키는 요인이 된다.

통풍은 신장기능이 저하되어 소변으로 배출돼야 할 요산이 관절의 연골, 힘줄, 인대 등 주변 조직에 쌓일 때 발생한다. 통풍이 발생했다는 것은 이미 신장이 손상되었다는 것이고 통풍을 치료하는 약은 또다시 신장기능을 손상시키는 악순환을 만든다.

대표적인 통풍약으로는 콜킨정이나 페브릭, 유리논, 자이로릭과 같은 종류가 있고, 통풍 발작이 발생하면 진통소염제와 스테로이드제를 사용한다. 통풍약은 두 종류로 나눌 수 있는데, 요산을 소변으로 배출시키는 '요산배설촉진제'와 요산생산을 억제하는 '요산생성억제제'이다.

요산배설촉진제는 부작용이 적은 반면 소변 내 요산 농도가 증가되기 때문에 요로결석이 있으면 사용해서는 안 되는 약이다.

요산생성억제제는 요산이 발생하는 대사과정을 억제하는 약이다. 부작용으로 위장관 장애와 골수억제가 나타날 수 있다. 특히 만성신부전으로 진단받은 환자가 복용하면 심각한 신장 기능 장애와 횡문근융해증(근육섬유가 파괴되면서 근세포 성분이 혈액속으로 방출되는 병)이 발생하여 사망에 이를 수도 있어 신부전 환자에게는 처방하지 않는다.

[사례 6]

오윤기 씨(남 65세, 신장 173cm, 체중 88kg)는 당뇨를 20년 앓았던 사람이다. 크레아티닌 수치가 3.8mg/dl로 높은데다 인슐린 주사를 맞고 있고 통풍약과 이뇨제를 복용하고 있어 혈액투석을 준비하라는 의사의 권고를 받았다고 했다.

허리 디스크(요추4-5번) 수술을 받은 후 후유증으로 보행이 어렵고 이뇨제를 복용해도 다리에 부기가 빠지지 않아 운동은 겨우 20분 걷는 것이 전부였다. 더욱이 체온이 너무 낮아서 병의 진행이 빠를 거라는 생각이 들어 운동을 많이 못하더라도 식이요법을 철저히 지키면서 매일 복부 온열찜질을 하도록 권했다.

상황은 심각했지만, 통풍약과 이뇨제는 6개월 만에 끊을 수 있었다. 크레아티닌 수치는 3년 동안 4.2~4.5mg/dl 범위 내에서 유지되었고 매일 1시간 이상 빠른 걸음으로 운동을 할 만큼 근력이 많이 생겼으며 합병증도 발생하지 않았다.

이뇨제는 신장질환을 가지고 있는 환자들에게 있어 부종 및 혈압 조절을 위한 치료제로 사용되고 있는 약이다. 이뇨제의 부작용은 저나트륨혈증, 고요산증, 고혈당, 고지혈증, 성기능장애, 청력장애 등으로 대단히 많고 심각하다.

[사례 7]

문익수 씨(남 67세, 신장 173cm, 체중 78kg)는 당뇨병과 고혈압, 부정맥을 12년 동안 앓았고 뇌졸중으로 두 차례 쓰러진 적이 있다. 8년 전에는 허리 디스크(요추4/5) 수술을 받았고, 5년 전에는 심근경색으로 쓰러져 스텐트 시술을 받았다. 심장혈관에 스텐트 3개를 시술했으며, 2년 뒤에 만성신부전 진단을 받았다.

문 씨는 크레아티닌 수치가 2.8mg/dl로 아직은 많이 높지 않지만 동맥경화가 상당히 진행된 데다 인슐린 주사를 32단위씩 맞아도 혈당이 잡히지 않아 걱정이 많았다. 이런 경우 얼마 지나지 않으면 투석을 준비해야 한다.

복용하는 약의 가지 수가 워낙 많아서 문 씨와의 상담은 한 시간이 넘게 걸렸다. 상담을 통하여 현재 자신의 몸 상태를 충분히 이해시키고 영양치료와 동시에 소식과 매일 한 시간 이상 걷기 운동을 하기로 약속을 받았다. 영양치료를 시작하고 6개월이 지나자 크레아티닌 수치가 2.2mg/dl로 떨어졌고 혈당수치도 떨어져 인슐린 주사를 10단위로 낮추었으며 부정맥약도 끊을 수 있었다.

영양치료의 핵심은 좁아지고 막혀있는 모세혈관으로 혈액이 잘 통하도록 만들어서 각 장기의 기능을 살리는 것이다. 신장병은 물론 당뇨병이나 부정맥, 뇌졸중, 심근경색 등은 질환명은 다르지만 이는 모두 세포안에 영양과 산소를 공급하고 세포에서 생긴 노폐물과 이산화탄소를 배출하는 모세혈관이 좁아지고 막혔을 때 발생하는 것이다. 그러므로 이러한 질환들은 모세혈관으로 피가 잘 통해야만 근본적인 치료가 된다. 디스크 수술 후유증도 마찬가지다.

문 씨는 그동안 당뇨와 고혈압, 부정맥 그리고 뇌졸중, 심근경색으로 약을 매일 한주먹씩 먹어왔다. 당뇨약과 부정맥 약을 12년 동안 먹었고 뇌졸중으로 혈전(피떡) 치료와 예방을 위해 항혈소판제를 복용해왔다. 그러나 혈관상태가 좋아지기는 커녕 심근경색으로 심장혈관에 스텐트를 3개나 넣어야 했다. 중요하게 짚어봐야 할 사실은 문 씨가 그동안 복용해 왔던 약들은 혈압과 혈당을 조절하고 부정맥 증상을 치료하며 피를 묽게 하여 혈관에 생기는 문제를 막아주기 위한 것들이었다.

그러나 모세혈관은 처음 약을 먹기 시작할때보다 더 심각하게 손상되었다. 혈압약이 혈압을 치료하는 약이라면 약을 먹고 혈압이 정상이 되어 약을 끊어야 하는 것이 치료의 이치 아니겠는가...그러나 실상은 혈압약은 모세혈관의 혈류를 억제하는 약이고, 항혈소판제는 피는 묽어지지만 코피나 안구 출혈, 위장관 출혈이나 뇌출혈 등의 부작용을 감수하고 사용해야 하는 약이다.

[사례 8]

임서현 씨(남 59세, 신장 173cm, 체중 74kg)가 필자를 찾았을 때는 정신적, 육체적으로 아주 어려운 상황에 처해 있었다. 임 씨는 당뇨와 고혈압을 앓은지 15년 쯤 되었을 때 사업실패로 빚더미에 앉게 되었고 얼마 지나지 않아 만성신부전 진단을 받았다고 한다.

영양치료를 시작할 당시 크레아티닌 수치는 4.3mg/dl로 나왔고 소변이 흑갈색이고 거품이 많았다. 당뇨약과 혈압약 단위를 높였지만 혈압이 170/110으로 높았고 혈당 조절도 잘 되지 않았다. 또 밤에 소변을 보기위해 네다섯번을 일어나야 했다.

임 씨의 모습을 보니 그동안 얼마나 스트레스가 컸는지 짐작이 갔다. 임 씨는 지친 모습이 역력한 채 투석 시기를 2년만 늦추면 더 이상 바랄 게 없다고 했다. 그렇게 절망끝에서 영양치료를 시작했는데 임 씨는 두 달 동안 식이요법을 철저히 지키기 위해 한번도 외식을 하지 않았고 마음의 안정을 갖기 위해서도 많은 노력을 했다. 영양치료를 시작한

지 5개월만에 체중이 5kg정도 빠졌고 혈압도 140/90으로 떨어졌지만 크레아티닌 수치는 변화가 없었다. 6개월이 지나서야 정상적인 소변을 보게되었고 크레아티닌 수치도 3.5mg/dl로 떨어졌다.

그후 2년 6개월 동안 크레아티닌 수치는 3.8~4.1mg/dl 범위를 유지했다.

3년 동안은 관리가 잘 되었으나, 집안에 사정이 생겨 부득이 20일 가까이 식당음식을 먹어야 했다. 그 후 칼륨 수치가 너무 높게 나와 당분간 칼륨약 외에는 모든 약을 끊으라는 의사의 지시에 따라 영양치료를 중단하겠다는 연락이 왔다. 그후 두 달 만에 다시 전화가 왔는데 칼륨 수치는 낮아졌으나, 크레아티닌 수치가 5.1mg/dl로 올랐다며 필자의 사무실을 방문하겠다고 했다.

다시 필자를 찾아온 임 씨는 그동안 투석에 대한 부담과 두려움으로 많이 힘들었다는 말부터 꺼냈다. 그리고 이제 누구의 말을 들어야 할지 스스로 판단할 수 있게 되었다며 철저히 식이요법을 지키기로 하고 돌아갔다.

병원에서는 칼륨 수치가 높은 환자에게는 주로 '카리매트'를 처방하는데 이 약은 수치를 낮추는 효과가 뛰어나다. 임 씨는 약을 먹고 나서 속이 울렁거리고 변비가 생겨 위장약과 변비약을 같이 복용해야 했다.

칼륨 수치가 높아지면 근육쇠약과 부정맥, 심할 경우 심장마비와 심장정지까지도 초래할 수 있기 때문에, 칼륨 수치가 높으면 수치를 낮추는 것이 급선무다. 하지만 약을 복용함과 동시에 최대한 빨리 끊을 수 있도록 식이요법을 철저히 지켜야 한다. 그리고 수치가 위험범위만 벗어나면 약을 즉시 끊어야 한다.

칼륨의 정상수치는 3.5~5.1mmol/L이다. 혈중칼륨 농도가 7.0mmol/L 이상이면 약을 복용해야 하지만 칼륨 수치가 6점대로 내려오면 약을 끊고 칼륨 함량이 낮은 채소를 아주 조금씩 먹도록 한다.

칼륨농도를 낮추는 약의 부작용은 변비, 복통, 구토, 하혈, 장관천공(위와 창자에 구멍이 나거나 장이 뚫리는 증상), 장폐색(소장이나 대장의 일부가 부분적 또는 완전히 막히는 증상), 대장궤양 등이 있다.

[사례 9]

유성준 씨(남 59세, 신장 175cm, 체중 65kg)는 크레아티닌 수치가 1.8mg/dl 나왔을 때 영양치료를 시작했다. 혈압약은 25년, 당뇨약은 20년 복용해 왔으며 3년 전에 소변에 거품이 나오고 몸에 부기가 있어 검사를 받아보니 만성신부전증 진단이 나왔다고 한다.

18년 전에 척추 디스크(요추4/5) 수술을 받았고 수술 후에도 오랜기간 물리치료를 받았으나 아직까지도 발바닥. 감각이 둔하고 수족냉증도 심하다고 했다. 체중이 5kg정도 빠진 뒤부터는 추위도 더 많이 타게 되었고, 고혈압과 당뇨를 오래 앓았고 신부전 진단을 받았음에도 아직도 돼지고기와 밀가루 음식을 자주 먹는다고 했다.

영양치료를 시행해도 음식을 가려 먹지 않으면 얼마 지나지 않아 투석을 받게 될 것이니 식이요법을 철저히 지킬 것을 당부했다.

직업상 출장이 많아 외식이 잦고 바쁜 일정에 시달렸지만 음식 관리와 체온을 높이기 위해 노력한 결과 많은 변화가 있었다. 근육이 단단해지면서 체중이 3kg 정도 늘고 발바닥 감각이 많이 회복되었으며 크레아티닌 수치는 1.7~1.8mg/dl 정도 유지하고 있다.

유 씨는 혈압약과 당뇨약을 오래 복용했고 외식을 자주 해야 하는 직업을 가지고 있어 이런 경우 신장 기능이 빨리 나빠지는데 다행히 워낙 소식을 하는 편이어서 크레아티닌 수치는 오르지 않고 잘 유지되고 있다.

[사례 10]

임영기씨(남 65세, 신장 178cm, 체중 84kg)는 혈압약을 복용한 지 25년 만에 만성신부전 진단을 받았다. 영양치료를 시작할 때 크레아티닌 수치는 4.7mg/dl로 높게 나왔고 병원에서는 신장이 빠르게 나빠지고 있어서 이대로 가면 1년 안에 투석을 받아야 한다는 진단이 내려졌다.

고혈압으로 인한 신장병은 당뇨로 인한 것보다 진행 속도가 빠르다는 것을 알고 있는 임 씨는 영양치료를 시작하면서 혈압을 높이고 신장을 손상시키는 음식을 철저히 금하기로 약속했다.

그러나 2개월 후 크레아티닌 수치가 5.3mg/dl로 더 올랐다며 언짢은 목소리로 전화가 왔다. 상담을 통해 그동안의 생활을 알아보니 허리가 아픈지는 오래 됐지만 지난달에 통증이 너무 심해 진단을 받아보니 요추 3-4번 디스크가 신경을 많이 누르고 있어 수술이 불가피했다고 한다.

필자는 현재 복용하고 있는 약을 최대한 빨리 끊도록 조언했다. 임 씨는 약을 절반으로 줄였고 대신 재활치료를 꾸준히 받았는데 2개월 후 크레아티닌 수치가 5.0mg/dl로, 4개월 후에는 4.5mg/dl로 떨어졌다. 크레아티닌 수치는 2년 6개월 동안 평균 4.5mg/dl를 유지했고 심한 독감에 걸려 약을 복용했을 때 5.7mg/dl까지 오른적이 있었다.

당뇨로 인한 신장병은 크레아티닌 수치가 6mg/dl를 넘으면 투석을 받아야 하지만, 다른 원인으로 인한 신장병은 크레아티닌 수치가 10mg/dl 이상 돼야 투석을 준비한다.

당뇨, 고혈압 합병증으로 인한 만성신부전의 영양치료 처방

영양치료 처방에는 증상과 체질에 따라 '키토라인골드'와 '채움후', '징코후' 또는 '키토라인골드'와 '채움후', '스피센스골드' 등 각 3가지 제품이 들어간다.

키토라인골드는 체내 노폐물을 흡착, 배설시켜 신장의 여과기능을 돕는다. 채움후에는 점막세포 재생과 혈관생성을 촉진시키는 작용이 뛰어나 상처를 빨리 아물게 하는 알로에베라(200:1농축)와 신장을 튼튼히 하고 통풍을 다스리는 개다래나무열매(충영·목천료) 그리고 면역성분 IgG(면역글로블린)이 풍부한 초유가 함유돼 있다.

징코후에는 모세혈관을 확장하여 혈액이 잘 통하게 만들어주는 은행잎추출물과 소화기관 점막과 혈관 내벽을 튼튼하고 매끄럽게 만들어주는 유백피와 스피루리나가 함유돼 있다.

근육이 많이 빠졌거나 칼륨 수치가 높아 야채를 데치거나 삶아서 먹는 사람들은 '키토라인골드'와 '채움후', '스피센스골드'를 칼륨수치가 경미하게 높거나 정상이고, 수족냉증과 손발 저림 증상이 심한 경우 '키토라인골드'와 '채움후', '징코후'를 권한다.

스피센스골드에는 하루 300g이상의 야채를 먹는 것과 동일한 미네랄이 함유돼 있다. 하루 섭취량의 2배를 먹어도 칼륨 수치가 올라가지 않아 생야채를 먹을 수 없는 사람들에겐 필수적이며 특별한 제품이다. 또 모세혈관의 혈액순환을 촉진하는 병풀추출물도 함유돼 있다. 모세혈관을 확장시키는 효과는 '징코후' 보다 약하지만 운동량을 조금 더 늘리면 일석이조의 효과를 얻을 수 있다.

당뇨, 고혈압 합병증이 아닌
만성신부전증 체험사례

사구체신염 영양치료

다양한 질환을 가진 환자들과 상담을 하다 보면 안타깝고 마음이 아플 때가 참 많다. 신증후군을 앓던 여덟 살 김태완 군을 만났을 때는 정말 마음이 많이 아팠다. 김 군은 신증후군이 발생한 후 3년 동안 스테로이드제로 단백뇨 수치를 조절해왔다고 했다.

3년이 지나 스테로이드제가 더 이상 듣지 않자 의사는 조금 더 기다려보고 안 되면 '싸이톡산'이라는 항암제 치료를 해야 한다고 했다. 김 군의 엄마는 스테로이드제를 복용하는 것만으로도 안쓰럽고 마음이 아픈데 어린 아들에게 항암제 치료를 해야한다는 말을 듣고 세상이 무너지는 것 같았다고 했다.

뭐라도 찾아볼 마음으로 김 군의 엄마가 서점에 갔다가 필자의 책이 눈에 띄어 영양치료에 대해 알게 되었다.

영양치료를 시작한지 20일이 채 안 되었을 때 단백뇨 수치가 떨어져 항암제 치료를 받지 않게 되었다는 반가운 소식을 전해 들을 수 있었다.

신장 사구체의 모세혈관벽은 그물망 구조로 되어있어 노폐물과 수분은 빠져 나오지만 우리몸에 필요한 단백질과 기타 영양물질들은 빠져나가지 못하게 되어있다. 그러나 사구체에 염증이 생기면 그물이 헐거워져 단백질과 적혈구가 소변으로 배출되는 것인데, 신증후군 환자는 하루에 3,500mg(정상인 하루 200mg 미만) 이상의 단백질이 소변으로 배출된다.

신증후군의 가장 흔한 증상은 부종이다. 혈중 알부민이 소변으로 다량 배출되면, 혈중 알부민의 농도가 떨어지면서 혈액 중의 물과 전해질이 혈관 밖으로 나와서 몸이 붓게 된다. 신장에 유입되는 혈액량이 감소하면 혈액에 염증이 쌓이게 되고, 소변양 또한 줄어들며 이 상태가 지속되면서 신부전증으로 진행된다.

스테로이드제는 이 염증을 잡기 위해 사용하는데 단기간에 염증이 잡히면 스테로이드제만큼 좋은 약은 없지만 김 군과 같이 3년이 넘도록 사용할 경우 그 부작용은 말할 수 없이 심각하다.

스테로이드제의 가장 치명적인 부작용은 약물 내성과 면역력 저하다. 처음에는 강도가 낮은 스테로이드제를 사용하다가 점차 내성이 생겨 효과가 없어지면 다음에는 강도가 더 높은 스테로이드제를 사용하게 되고 궁극에는 항암제까지 투여하게 된다. 그 독한 스테로이드제가 듣지 않는다고 항암제를 투여하는 것이 현대의학의 치료법이다.

싸이톡산 주사를 맞으면 단백뇨 수치는 떨어지지만, 항암제 부작용은 스테로이드제와는 비교할 수 없는 파괴력이 있다. 온몸의 장기와 조직은 물론 제일 먼저 세포 분열과 재생속도가 빠른 위장관 점막과 골수, 생식세포, 모근세포 등을 파괴한다.

특히 소장(작은창자)은 피부의 200배가 넘는 면적을 지닌 기관으로 그곳에는 인체 면역세포의 60~70%가 존재하며, 골수는 면역세포인 백혈구와 적혈구, 혈소판 등 혈액세포를 만들어내는 기관이다. 세포분열이 빠른 소장과 골수가 항암제에 의해 손상을 입으면 현재 있는 면역세포도 파괴되지만, 골수에서도 면역세포를 만들어내지 못한다.

사구체신염은 당뇨병성 신장병, 신증후군, Iga신증, 루푸스신염 등 좀 더 세분화된 병명으로 진단이 내려지기도 하지만, 결국 대부분의 신장질환(신기능손상)은 사구체신염의 큰 범주 안에 속한다.

그동안 필자가 경험한 사구체신염 환자들 중에는 단백뇨 수치는 높게 나와도 사구체여과율과 요소질소, 크레아티닌 수치는 정상범위에 있는 환자들이 많았다. 병원에서는 신장기능검사(크레이티닌, 요소질소, 사구체여과율)를 통해 신장이 얼마나 손상됐는지를 판단한다. 그러나 단백뇨가 발생한 지 수 년이 지났고 소변검사에서 단백뇨가 계속 검출되고 있음에도 불구하고 크레아티닌, 혈액요소질소, 사구체여과율 수치가 정상범위에 있다는 건 소변검사나 혈액검사만으로 정확한 진단이 다 되는건 아니라는 사실을 뒷받침한다.

신장기능이 50% 이상 손상될 때까지도 신장 수치는 대부분 정상으로 나온다는 사실을 꼭 인지해야 한다.

현재 투석치료를 받고 있는 국내 환자 수가 10만 명을 넘었고 매년 증가세를 보이고 있는 만큼 환자들은 병원의 진단과 치료방법에 물음표를 던져야 할 뿐 아니라, 자신의 병과 몸을 깊이 연구하고 찾아보아야 한다.

현재 사구체신염(신증후군, IgA신증, 루푸스신염 등)을 앓고 있다면 다음에 정리된 체험사례를 살펴보면 투병에 많은 도움이 될 것이다. 신증후군 체험사례가 많은 이유는 신증후군 증상이 가장 심하기 때문이다.

신증후군은 과도한 양의 단백질이 소변으로 배출(하루 3,500mg 이상)되며 저알부민 혈증, 고지질 혈증 전신부종 등의 증상이 나타나는 질환이다. 사구체신염은 신증후군보다 단백뇨 수치는 낮지만 그렇다고 쉽게 치료되는 질환도 아니다.

사구체신염의 경우 스테로이드제와 면역억제제 그리고 고혈압이 동반될 경우 이완기 혈압을 80mmHg 이하로 낮춰주면 대부분 수치가 정상범위로 돌아온다. 하지만 약을 오래 사용하여 만성신부전으로 진행된 후에는 회복이 불가능하다는 사실을 꼭 기억해야 한다.

그나마 다행인건 사구체신염의 경우 단백뇨 수치는 높아도 혈중 요소질소, 크레아티닌, 칼륨 수치가 정상이거나 크게 높지 않으면 영양치료와 식이요법을 시행하면 스테로이드제나 면역억제제를 끊을 수 있으며 투석을 해야 할 정도로 신장 기능이 저하되는 것은 막을 수 있다.

[사례 1]

조영호 씨(남 54세, 신장 169cm, 체중 61kg)는 신증후군으로 12년 동안 면역억제제와 스테로이드제로 단백뇨 치료를 받아왔다. 크레아티닌 수치는 2.2mg/dL로 발병한 기간에 비해 그리 높지 않았으나, 단백뇨 수치는 1,700~4,000m/dL(정상 수치 120~150mg)의 큰 폭으로 오르내렸다. 면역억제제와 스테로이드제를 계속 복용했지만, 단백뇨 수치가 1,700mg/dL 이하로 떨어진 적이 없었다.

그러나 약과 영양치료를 병행한 지 2개월 만에 900mg/dL으로 크게 떨어졌다. 갑상선종양이 있어 스테로이드제와 면역억제제 부작용을 많이 불안해하던 차에 영양치료를 시작하면서 복용중인 약을 다 끊어버렸다. 약을 끊어도 리바운드 현상이 그리 심하지 않아 잘 이겨낼 수 있었다.

그 이후 수치도 많이 떨어졌지만, 안색도 맑아지고 몸 컨디션이 좋아졌다고 했다. 신장병은 안정을 취하는 것이 가장 중요한데 소규모의 자영업을 하다보니 평소에도 과로하는 날이 많았는데 컨디션이 좋아지자 일을 좀 무리하게 했다고 한다. 그래도 특별한 증세도 없고 일에 쫓기다보니 정기검사 날짜를 넘기고 4개월 후 검사를 받아보니 단백뇨 수치가 2,900mg/dL으로 높아졌다며 놀라서 전화가 왔다.

다행히 2개월만에 2,200mg/dL으로 내려갔으며 그 뒤로 3년 동안 약을 끊은 상태에서 단백뇨 수치는 1,800~2,200mg/dL 범위를 유지했다. 크레아티닌 수치는 평균 1년에 0.5mg/dl씩 증가했고 수치가 3점대를 넘어서자 1년에 1mg/dl씩 올랐다. 8년이 지날 무렵 투석을 받기 위해 동맥과 정맥을 이어 주는 동정맥루 수술을 받으러 간다는 연락을 받았다.

동정맥루란 수술을 통하여 인접한 동맥과 정맥 혈관을 연결하여 혈관을 굵게 만든 것을 말하며, 혈액투석을 위해 굵은 주사바늘을 혈관에 삽입하기 위한 조치이다.

[사례 2]

차민석 씨(남 53세, 신장 165cm, 체중 65kg)는 신증후군에 과민성 대장염과 역류성 식도염 거기에 위염까지 있었다. 혈뇨와 단백뇨가 검출된 지는 20년이 넘었으며 단백뇨 수치는 1,000mg/dL로 나왔다. 감기에 걸려도 약을 먹지 못할 정도로 몸이 약하다 보니 병원에서 면역억제제와 스테로이드제를 처방해주었지만, 약은 타오지 않았다고 한다.

영양치료를 시행한 지 6개월 후 검사를 받았을 때 혈뇨와 단백뇨 수치가 모두 정상으로 나와 완치 판정을 받았다. 혈뇨가 검출된 지 20년이 넘었고 단백뇨 수치도 높은 편이었으나, 몸이 약해 약을 먹지 못한 것이 이런 놀라운 결과를 만든 것이다.

2년 6개월이 지나 과민성 대장염과 수족냉증으로 영양치료를 다시 시작했는데 그동안 혈뇨와 단백뇨는 계속 정상범위를 유지했다고 한다.

[사례 1]조 씨의 경우 면역억제제나 스테로이드제를 복용해도 차 씨와 달리 부작용을 크게 못 느끼는 건강한 체질이었다는 점에 주목해야 한다.

급성일 경우 스테로이드제나 면역억제제는 필수적인 약이다. 하지만 만성신부전 진단을 받았음에도 약을 계속 복용하면, 약을 먹지 않고 그냥 방치한 것보다 더 빨리 말기신부전으로 진행된다는 사실을 꼭 기억해야 한다.

[사례 3]

오형식 씨(남 59세, 신장 165cm, 체중 68kg)는 5년 전에 신증후군 진단을 받고 한동안 스테로이드제를 복용했는데 혈당이 너무 많이 오르고 부종이 심해 약을 끊었다고 했다. 그 후 단백뇨 수치는 점점 더 올라갔지만 달리 방법이 없어 고민에 빠져 있을 때 지인의 소개로 필자가 쓴 책을 읽게 되었다고 한다.

영양치료를 시작할 당시 단백뇨 수치가 900mg/dL 정도, 혈뇨는 15/HPF 정도 나왔으며 크레아티닌 수치는 2.4mg/dl였다. 혈당 수치는 경계에 있었고 부종과 수족냉증, 손발저림이 심했으며 잘 때 다리에 쥐가 자주 나서 고통을 겪는다고 했다.

오 씨의 경우 당뇨가 염려돼서 스테로이드제를 복용하지 않았던 것이 얼마나 다행인지 모른다. 혈당이 오르지 않았다면 약을 복용했을 것이고 그런 상태로 4년이 지났다면 크레아티닌 수치는 상당히 높아졌을 것이다. 1년에 0.5mg/dl 정도만 상승해도 6mg/dl 정도는 되었을 것이고 얼마 지나지 않아 투석을 받아야 한다.

오 씨는 약에만 과민한 것이 아니고 음식에도 과민해 비리거나 기름진 음식을 먹지 못한 것이 오히려 득이 된 것이다. 식이요법이 얼마나 중요한지를 간접적으로 보여주는 예이다. 영양치료 시행 이후 4년 동안 크레아티닌 수치는 평균 1.9mg/dl 정도 유지하고 있다. 최고로 상승했을 때가 크레아티닌 수치는 2.6mg/dl, 단백뇨 수치는 400mg/dl 이었는데 이때는 독감을 앓고 난 뒤였고, 감기가 낫자 다시 1.8mg/dl 로 내려갔다.

[사례 4]

윤미연 씨(여 24세, 신장 165cm, 체중 68kg)는 고등학교 2학년 때 루푸스 신염 진단을 받았는데 5년이 지난 대학 4학년 때 필자가 쓴 책을 읽고 영양 치료를 시작하게 되었다. 당시 크레아티닌 수치는 정상범위에 있었고 단백뇨 수치는 500~800mg 정도로 오르내렸다. 영양치료를 시작한 지 5개월이 지나 검사를 받아보니 단백뇨 수치가 정상으로 나와 스테로이드를 끊어도 된다는 의사의 소견을 들었다.

루푸스는 자가면역질환이기 때문에 현재 단백뇨가 검출되지 않는다고 해서 완치된 것이 아니므로 계속 관리가 필요하다는 설명을 했지만 단백뇨가 나오지 않자 곧바로 중단했다. 그 후로는 증상이 나타날 때마다 스테로이드제를 사용해왔는데 수치가 떨어지지 않을 때만 영양치료와 병용했으며 수치가 떨어지면 중단하기를 5년 동안 반복했다. 그 뒤로는 수치가 정상범위로 떨어진 적이 없었고 크레아티닌 수치도 조금씩 올라가기 시작했다.

루푸스는 세균이나 바이러스로부터 내 몸을 지켜야 할 면역세포가 계속 신장을 공격하기 때문에 엄격한 관리가 필요한 질환이다. 스트레스나 과로가 심할때는 조금만 장에 자극을 주는 음식을 먹어도 면역세포가 교란을 일으켜 자신의 몸을 공격하기 때문이다.

결국, 윤 씨는 투석을 받게 되었는데, 크레아티닌 수치가 2.4mg/dl

정도로 오르기까지는 10년이 넘게 걸렸으나, 그 후로는 빠르게 상승했다.

루푸스신염은 완치가 어려운 자가면역질환에 속하지만 면역세포(Th1세포와 Th2세포)의 활동이 어느 한쪽으로 기울지 않도록 영양치료와 식이요법 그리고 체온이 떨어지지 않도록 운동을 꾸준히 해주면 투석을 받을 만큼 악화될 일은 없다.

루푸스는 신장뿐만 아니라 결합조직과 피부, 관절, 혈액 등 신체의 모든 기관을 침범하는 전신성 질환이다. 루푸스 환자에게 사용하는 약물은 비스테로이드 항염제, 스테로이드제, 항말라리아제, 그리고 여러 종류의 면역억제제와 다양한 치료 보조제와 약의 부작용 치료제도 있다.

스테로이드제와 면역억제제의 부작용은 앞서 확인하였고, 항말라리아제의 부작용은 식욕저하, 오심, 구토와 설사, 복통 등의 위장장애와 피부의 착색, 발진, 탈모 등이 있으며 많은 양을 사용하면 망막 이상을 일으켜 시력 저하나 실명을 일으키기도 하므로 정기적으로 안과 검사를 받으면서 투약해야 한다.

스테로이드제를 비롯해 염증과 통증을 치료하는 약들은 다양한 부작용을 일으키지만, 체온을 떨어뜨리는 것이 가장 심각한 부작용이다. 이들은 하나같이 모세혈관을 손상시켜 오래 사용하면 수족냉증이 심해지고 여름에도 추위를 느낄 정도로 모세혈관을 수축시킨다.

루푸스 환자를 비롯하여 류머티즘 관절염, 쇼그렌 증후군, 베체트병 등의 자가면역질환을 오래 앓은 사람들은 대부분 손발이 차고 아랫배가 냉하며 추위를 많이 탄다는 것을 알 수 있다.

[사례 5]

정정미 씨(여 41세, 신장 170cm, 체중 62kg)는 3년 전에 신증후군 진단을 받고 스테로이드제와 면역억제제 치료를 받다가 정 씨의 부친이 필자의 책을 읽고 딸에게 영양치료를 권했다.

단백뇨 수치는 약을 복용해도 2,000mg/dL로 높았다. 의사는 약 단위를 높이자고 했지만 약의 부작용을 잘 아는 정 씨는 의사의 말을 듣지 않았다고 한다.

영양치료를 시작하고 2개월이 지나자 단백뇨 수치가 1,600mg로 떨어졌고 4개월이 지날 무렵, 약을 완전히 끊었다는 연락이 왔다. 약을 끊자 수치는 2,500mg으로 올라갔다. 그래도 약을 먹지 않았고 그 후 7년 동안 단백뇨 수치는 2,000~3,000mg/dL를 오르내렸지만 요소질소(BUN)와 크레아티닌(Creatinine) 수치는 정상범위를 유지했다.

단백뇨검사는 4단계로 구분하며 1+는 30mg/dL, 2+는 100mg/dL, 3+는 300mg/dL, 4+는 1000mg/dL 이상을 말한다.

그동안 필자의 경험으로는 당뇨와 고혈압에 의한 만성신부전 환자와 사구체신염에 의한 만성신부전 환자의 경우 단백뇨 수치는 대부분 3+(300mg/dL) ~ 4+(1000mg/dL) 였다. 신증후군 환자와 비교하면 매우 낮은 수치이다.

그러나 주목해야 할 사실은 수치가 그렇게 높지 않음에도 불구하고 스테로이드제나 면역억제제를 사용한 사람들 중에는 투석을 받게 된 사람들이 많았으나, 수치가 높아도 약을 사용하지 않았거나 단기간만 사용한 사람들은 투석을 받은 사람이 거의 없었다는 것이다.

[사례 5] 정 씨 외에도 단백뇨 수치가 10년이 넘게 3,500~4,000mg/

dL로 높은 수치를 보이는 신증후군 환자들도 있지만, 그들도 마찬가지였다. 수치가 높아도 스테로이드제와 면역억제제를 사용하지 않고 영양치료와 식이요법으로 관리한 사람들은 투석을 받을 만큼 신장기능이 악화된 사람은 없었다.

사구체신염 영양치료 처방

사구체신염은 당뇨병성 신장병, 신증후군, Iga신증, 루푸스신염 등 세분화된 병명으로 진단이 내려지기도 하지만, 이는 모두 사구체신염의 큰 범주에 속하므로 영양치료 처방은 크게 다르지 않다. 사구체신염의 기본 처방은 '키토라인골드'와 '채움후', '레시틴골드' '프로폴리스' 등 4가지 제품중에 체질과 증상의 정도에 따라 3가지 제품을 선택하여 사용한다.

'키토라인골드'는 신장에서 여과하지 못해 혈액을 타고 온몸을 돌아다니는 요산, 요소, 크레아티닌 등 노폐물 배출을 돕는 역할을 한다.

'채움후'는 신장 사구체(모세혈관덩어리)가 쪼그라들고 굳는것을 막아주는 역할을 한다. 채움후의 주성분인 알로에 베라(200:1농축)는 혈관생성 촉진작용과 항알러지 효과 및 점막세포 재생에 효과적이다. '레시틴골드'는 점막에 보호막을 형성해 유해물질이나 항원이 침투하지 못하도록 막아주는 역할을, '프로폴리스(천연항생제)'는 염증을 잡아주는 역할을 한다.

사구체신염의 영양치료는 장점막의 기능을 회복시키는데 중점을 둔다. 장점막은 영양소를 흡수하는 것뿐만 아니라 음식이나 공생 세균, 병원균, 독소 등 외부항원들과 직접적으로 접촉하는 조직이기도 하다. 우리 몸의 면역세포 70%가 장에 몰려 있는 이유이다.

그리고 장점막을 비롯하여 눈, 코, 입, 목, 위, 방광, 자궁, 질, 항문 등의 점막은 외부 유해물질의 공격에 방어하기 위해 점액이 나와 항상 촉촉한 상태를 유지해야 한다. 그러나 사구체신염이나 만성질환을 가진 사람들의 점막은 그렇지 못하다. 점액은 단순한 수분이 아니다. 살균 성분을 지닌 리소자임, 면역 글로불린, 점성을 주는 뮤신 등으로 이루어진 특수한 면역물질이다. 점액의 특수한 성분은 미생물이나 유해한 화학물질이 체내로 침입하는 걸 방지하며 점막을 보호하는 역할을 한다.

이렇게 중요한 방어벽 역할을 하는 장점막이 손상되면 세균, 곰팡이, 기생충, 독소 등이 체내로 유입되어 내독소 반응과 면역체계의 혼란을 초래하게 된다. 면역세포(Th1면역과 Th2면역)의 균형이 깨어지는 것도 장점막의 방어 기능이 무너졌을 때 나타나는 것이다. Th1세포의 면역반응이 과하면 자가면역질환이 생기고, Th2세포의 반응이 지나치면 천식이나 알레르기질환이 발생하게 된다.

사구체신염 치료에 사용하는 스테로이드제와 면역억제제 등의 약물은 증상을 억제하는 약성이 매우 강하여 계속 복용할 경우, 이미 염증으로 손상된 점막은 더 위축되고 얇아진다. 결국 점막은 외부 항원으로부터 방어 기능을 상실하고 세포재생능력도 상실한다.

장관 내벽의 상피세포는 며칠마다 새로운 세포로 교체될 만큼 재생 속도가 빠르지만, 약물 사용이 오래 될수록 세포재생력이 떨어져 점막의 면역기능을 상실하게 된다는 사실을 꼭 기억해야 한다.

필자가 만난 사구체신염(2차성 신증후군, Iga신증, 루푸스신염 등) 환자들은 대부분 점막을 보호하는 점액을 분비하는 기능이 현저히 저하되어 있었다.

따라서 사구체신염은 항알러지 효과 및 점막세포 재생을 돕는 '채움후'와 점막에 보호막을 형성해주는 '레시틴골드' 두 가지 제품의 역할이 아주 중요하다.

영양치료를 시행하면 증상만 억제하는 약물치료와 달리 점막세포를 재생하며 회복시키기 때문에 점막의 방어 및 보호 기능이 되살아난다. 하지만 수년 동안 약물치료를 받아온 환자들은 점막 손상이 심하고 재생력도 많이 저하된 상태라 증상이 호전되어 약을 끊더라도 장점막은 좀더 긴 시간을 두고 계속 관리해야 한다.

그리고 포화지방이 많이 함유된 돼지고기 등 육류와 퓨린이 많이 들어있는 고등어, 꽁치, 정어리, 전갱이 등의 생선 그리고 갑각류(새우·가재·게 등)와 연체동물류(조개·가리비·굴·쇠고둥·새조개·홍합 등)는 면역세포(Th1면역과 Th2면역)의 균형을 깨뜨리는 대표적인 식품이라는 사실을 꼭 기억하고 자주 많이 섭취하지 않도록 주의해야 한다.

사구체신염 환자들은 단백질 섭취량에 특히 신경을 써야 한다. 육류는 소고기나 양고기, 오리고기에 한해서이고 자신의 체중 1kg당 0.8g을 넘기면 안 된다. 생선은 대구, 명태, 가자미 그리고 비늘이 선명한 생선을 섭취해야 한다. 사구체신염 환자는 대부분 칼륨(포타슘) 수치가 정상 범위라 잡곡밥과 채소, 과일 등은 얼마든지 섭취할 수 있어서 영양치료를 시행하면 투석이나 신장이식을 받을 정도의 최악의 상황은 절대 일어나지 않는다.

스테로이드나 면역억제제를 사용할 경우 증상을 누르는 약성이 강하여 점막을 손상시키는 음식을 과하게 먹어도 병증이 나타나지 않는다. 바로 이러한 점 때문에 약물치료가 길어지면 세포는 재생력을 잃고 인체는 스스로 치유하고 회복하는 힘을 잃어버리게 되는 것이다.

앞에서 살펴본 **[사례 1]조 씨**는 스테로이드제와 면역억제제를 사용했고 **[사례 2]차 씨**는 혈뇨와 단백뇨가 검출된지 20년이 넘었으나 약을 먹지 않았다. 차 씨는 감기약 하나도 잘 먹지 못할 정도로 몸이 약하다 보니 스테로이드제와 면역억제제를 먹지 못했다. 그 결과 조 씨는 결국 투석을 받게 되었지만 차 씨는 영양치료를 시작한지 6개월 만에 혈뇨와 단백뇨 수치가 모두 정상으로 나왔다.

차 씨 외에도 단백뇨 수치가 10년이 넘게 3,500~4,000mg/dL로 높은 수치를 보이는 신증후군 환자들도 있지만 스테로이드제와 면역억제제를 사용하지 않고 영양치료와 식이요법으로 관리한 사람들은 투석을 받을 만큼 신장기능이 악화된 사람은 없다.

혈액투석 환자 영양치료 체험사례

[사례 1 : 당뇨 합병증으로 인한 혈액투석 환자]

서영준 씨(남 57세, 신장 171cm, 체중 61kg)는 당뇨합병증으로 투석을 받게 되었고, 일주일에 3번씩 투석을 받는 데다 간염까지 겹쳐서 심신이 극도로 지쳐 있을 때 지인의 소개로 필자의 책을 읽게 되었다.

책을 읽고 상담을 요청했는데 질문이 너무 많아 상담시간이 한시간이 넘게 걸렸다. 중견기업체를 운영하고 있는 서 씨의 하루 스케줄은 건강한 사람도 감당하기 어려운 과중한 상태여서 과로와 스트레스가 많았다.

바쁘고 피곤이 겹치는 생활로 식이요법도 지키지 못했고 운동은 꿈도 못꾸는 상황이었다.

영양치료를 시행해도 식이요법과 운동을 병행하지 않으면 이미 간염이 발생했듯이 계속 더 많은 합병증이 발생할 것이니 철저한 식이요법과 조금씩이라도 운동을 할 것을 강권했다.

영양치료를 시작하고 2개월후 서 씨로부터 간수치와 신장수치가 동시에 내려갔다는 반가운 전화를 받았다. 투석을 받고 나면 늘 나타나던 탈진증상도 많이 줄었다고 했다.

4개월이 지나자 같이 투석을 받는 환자들 중에서 서 씨의 얼굴 혈색이 제일 좋다는 말을 여러 간호사들로부터 들었다며 많이 기뻐했다.

건강에 자신감이 생기면서 서 씨는 몸에 변화가 생길 때마다 필자에게 전화를 걸어온다. 그렇게 2년이 지나자 속 깊은 이야기도 나눌 수 있을 만큼 사이가 가까워졌다. 하루는 다른 때보다 훨씬 기분 좋은 목소리로 전화가 왔다. 정상적인 부부생활을 할 수 있게 되었다는 것이다. 당뇨약과 혈압약을 복용하고 7년 정도 지나서부터 발기부전이 와서 부부사이가 멀어져 많이 힘들었는데 투석으로 인해 심신 상태가 최악인 상황에서 새벽 발기가 정상으로 되는 것이 너무 신기하고 놀랍다고 했다.

영양치료 처방의 핵심은 모세혈관을 살리는 것이다. 투석을 받을 정도면 신장의 모세혈관은 회생이 불가능하지만 다른 부위의 모세혈관은 어느 정도 회복이 가능하다. 완전한 회복이 어려운 이유는 투석을 받고 하루만 지나면 또 혈액 속에 노폐물이 쌓이기 때문이다. 음경은 모세혈관 덩어리로 되어 있어 발기 시에 많은 양의 혈액을 담아두거나 저장할 수 있도록 되어있다. 발기가 된다는 것은 음경의 모세혈관으로 혈액이 잘 통하게 되었음을 보여주는 것이다.

투석환자의 경우 사실 합병증만 막아주어도 대단한 성과라고 말할 수 있다. 서 씨는 이미 망막증(당뇨병으로 인해 망막의 말초혈관에 순환장애가 일어나 발생하는 합병증) 수술을 받은 사람이다. 또 어떤 합병증이 발생할지 모르는 상태에서 발기부전이 회복되었다는 것은 많은 것을 시사해주는 것이다.

투석 치료를 받는 환자의 5년과 10년 생존율은 각각 70%와 50% 이하로 보고된다. 이처럼 사망률이 높은 이유는 일반인에 비해 심혈관 질환 사망률이 높기 때문인데 이는 계속되는 모세혈관 손상을 막지 못했다는 것이다. 즉 심장을 먹여 살리는 3개의 큰 관상동맥에 연결된 모세혈관이 건강하게 제 기능을 한다면 관상동맥이 좁아지거나 막혀 심장이 위험해지는 일은 없다.

심장혈관의 굵은 부분은 볼펜 심 굵기 정도(3~4㎜) 되지만 모세혈관은 머리카락보다 10배쯤 가늘다. 영양치료의 핵심은 이 모세혈관은 살리는 것이다.

[사례 2 : 사구체신염으로 인한 혈액투석 환자]

윤경주 씨(남 22세, 신장 168cm, 체중 58kg)는 사구체신염을 앓은 지 7년 만에 투석을 받게 되었다. 학교에 다녀야 했기 때문에 시간 활용이 용이한 복막투석을 선택했지만, 복막염이 자주 발생하고 두통도 심해서 병원에서는 혈액투석으로 바꾸라는 권고를 했다.

복막투석은 배 속에 도관을 삽입한 뒤 그 도관을 이용해 투석하는 방법을 말한다. 복막투석은 집에서 투석을 할 수 있고 병원에는 한 달에 한두 번만 가면 되는 장점이 있지만, 관이 배 밖으로 나와 있기 때문에 감염으로 인한 염증과 복막염이 생기기 쉬운 단점이 있다.

혈액투석은 일주일에 3회, 치료 시간도 1회 4시간씩이나 소요되기 때문에 한참 고민을 하던 중에 마침 필자가 쓴 책을 읽게 되었고, 영양치료를 시작했다.

윤 씨는 한번 시작되면 반나절이나 계속되는 극심한 두통에 매일같이 시달렸다. 지압과 마사지를 해줘야 겨우 통증이 가라앉았기 때문에 윤 씨 어머니의 수고와 마음고생이 이만저만이 아니었다.

영양치료를 시작한 지 3개월이 지나자 그렇게 괴롭히던 두통이 완전히 사라졌고 2,700이던 백혈구 수치가 3,600으로 높아졌다. 아직도 정상수치(4,000~10,000)에는 못 미치지만 그 후로는 복막염이 거의 발생하지 않았다.

그리고 영양치료를 시행한 이후로는 학교에 다닐 수 있을 정도의 체력이 유지됐다. 졸업 후 정규적인 회사생활은 어려웠고 파트타임 직원으로 근무하는 직장에 나가고 있다는 연락을 받았다.

윤 씨는 투석을 받지 않으려고 신장병을 치료해준다는 민속비방, 가

전비방, 왕실비방 어디고 안가 본 곳이 없었고, 두통을 고치려고 안 먹어본 약이 없었다. 신장병은 복막투석을 받는 것으로 종결을 지었으나, 두통 문제는 해결할 방법이 없었다.

윤 씨는 거의 매일 두통에 시달렸지만 뇌 MRI 검사에서는 아무 이상이 없다는 말만 들었다. 필자도 30대 때 일주일에 3일은 두통에 시달렸던 사람이라 그 고통을 잘 안다.

3개월 만에 두통이 완전히 개선된 것은 영양치료의 핵심이라고 하는 모세혈관이 살아났다는 것이다. 적혈구 하나가 겨우 지나갈 만큼 가는 모세혈관이 좁아지거나 막혀있는 것은 MRI 상에는 보이지 않는다. 두통에 오래 시달린 사람들 중에는 우울증을 겪는 사람들도 많은데 이는 뇌의 모세혈관이 손상되면 신경세포 사이에 신호전달이 잘 되지 않기 때문이다.

윤 씨는 이미 모세혈관 덩어리인 신장 사구체가 제 기능을 못할 정도로 파괴된 상태인데 뇌 모세혈관이 정상일 리가 없다. 뇌는 신체의 그 어느 부위보다 산소를 많이 필요로 하기 때문에 모세혈관 상태에 아주 민감하다.

그리고 백혈구 수치가 낮다는 것은 그만큼 면역력이 약하다는 것인데 영양치료 시행 후 2,700이던 백혈구 수치가 3,600으로 높아졌다는 것은 면역력이 높아졌음을 반영하는 것이다.

[사례 3 : 당뇨 합병증으로 인한 혈액투석 환자]
나정수 씨(남 62세, 신장 170cm, 체중 61kg)는 당뇨 합병증으로 인한 신부전으로 주 3회 투석을 받고 있다. 나 씨도 투석 중에 간염이

발생하여 그동안 자신이 받아온 치료에 대해 의문을 갖게 되었고 마침 그때 필자가 쓴 책을 지인의 추천으로 읽게 되었다.

영양치료를 시작한지 4개월이 지나자 간수치가 정상으로 내려왔고 기력이 좋아져 투석 후 피로감도 훨씬 덜해졌으나 두통과 피부 가려움증은 전혀 개선되지 않았다. 그리고 10년 전 허리 4~5번 사이의 디스크가 돌출되어 수술을 받았는데 그 후로는 허리뿐 아니라 고관절도 가끔씩 통증이 느껴져 그때마다 진통소염제와 근육이완제를 복용했다고 한다.

영양치료를 시작한 후로는 진통소염제 사용을 최대한 줄이고 대신 뼈와 연골, 인대를 강화해주는 제품을 추가하였다. 6개월 정도 지나서는 허리와 고관절 통증, 두통과 피부 가려움증 증상도 많이 호전되어 진통제를 먹지 않고도 지낼만한 정도가 되었다며 고맙다는 말을 덧붙였다.

혈액투석 환자가 흔히 겪는 증상은 저혈압과 근육경련, 오심과 구토, 두통,가려움증, 부정맥, 투석불균형증후군 등이 있다. 투석불균형증후군은 혈액 안의 노폐물은 투석으로 빨리 제거되는 것에 비해, 뇌 안의 노폐물이 제거되는 시간이 오래 걸려서 나타나는 증상이다. 뇌 안에 노폐물이 많이 남아 뇌가 부으면 구역질, 구토, 권태감, 경련, 의식장애, 두통 등의 증상이 생긴다.

그리고 투석치료를 받는 환자들 중에 골다공증을 비롯한 척추관절질환으로 고생하는 사람이 많은 이유는 투석중에 부갑상선 호르몬이 과다하게 높아져 뼈에서 칼슘이 계속 빠져나가기 때문이다. 이에 작은 충격에도 쉽게 골절이 일어나 척추 골절이나 고관절 골절이 발생하게 된다.

투석환자들은 가려야 할 음식도 많을뿐더러, 반복되는 투석 중에 빠져 나가는 영양소(단백질, 비타민, 미네랄 등)가 많아 섭취하는 음식만으로는 매일 필요한 영양소를 충당하기 어렵다. 더욱이 투석을 받게 되면 칼륨(포타슘) 때문에 생채소나 과일을 충분히 섭취할 수 없게 된다. 따라서 투석환자들에게는 다량의 미네랄을 공급하면서도 칼륨 수치가 올라가지 않는 제품이 꼭 필요하다.

투석 환자들에게 필요한 3가지 제품중에 하나인 '스피센스골드'에는 하루 300g이상의 야채를 먹는 것과 동일한 미네랄이 함유돼 있지만 하루 섭취량의 2배를 먹어도 칼륨 수치가 올라가지 않는다. 여기에 또 영양성분이 잘 전달되도록 모세혈관에 혈액을 잘 돌게 하는 성분까지 함유돼 있다.

[사례 4 : 당뇨 합병증으로 인한 혈액투석 환자]

조수형 씨(남 59세, 신장 178cm, 체중 70kg)는 40대 젊은 나이에 고혈압과 당뇨, 통풍을 앓게 되었고 약을 14년 정도 복용한 이후 신부전 진단을 받았다. 서점에서 필자의 책을 보게 되었고 영양치료를 시작할 당시 크레아니틴 수치는 4.5㎎/dL였다. 담당의사는 1년 안에 투석치료를 받아야 할 것으로 예상되니 투석혈관(동맥과 정맥을 인공적으로 연결해 혈관을 굵게 만드는 것)을 만들라는 권유를 한 상태였다.

상담을 받기위해 방문한 조 씨와 이야기를 나누어보니 신장이 손상된 것 외에는 필자와는 비교할 수 없을 정도로 몸이 건강했다. 워낙 체질적으로 건강해 영양치료와 식이요법을 철저히 하면 얼마든지 투석을 받지 않고 지금과 같은 생활을 유지할 수 있을 것 같아 보였다.

영양치료를 시작하고 4개월 후 크레아티닌 수치가 4.0㎎/dL로 떨어졌다는 연락을 받았다. 크레아티닌 수치를 3점대로 낮출 수 있도록 음식관리를 더 철저히 할 것을 당부했다. 그러나 크레아티닌 수치는 더이상 내려가지 않았고 4년 동안 4.5~5.5㎎/dL 정도를 오르락내리락했다. 그러나 신부전 환자들에게 흔히 나타나는 부종이나 가려운 증상은 없었고 다른 합병증도 없었다.

5년째에 접어들 무렵 조 씨로부터 필자의 사무실을 방문하겠다는 전화가 왔다. 몸이 붓는 증상이 심하고 호흡이 어려워 병원에 갔더니 투석을 받아야 한다는 의사의 말을 듣고 찾아온 것이다. 많이 안타까웠지만 투석을 4년 늦춘 것으로 위안을 삼아야 했다.

조 씨가 투석을 시작한 지 5년쯤 되었을 때 급하게 전화가 왔다. 주말에 흉통(가슴 통증)과 호흡곤란이 와서 병원으로 달려가 검사를 받아보니 MRI 검사 결과 심장의 관상동맥 세 개 중 하나가 막혀있었다. 스텐트를 넣어 좁아진 혈관을 넓혀야 한다는 의사의 설명을 듣고 한참을 고민하다가 찾아왔다고 했다.

가슴 통증이 어느 정도인지 물어보니 병원에 갔던 날은 아주 심했지만 지금은 크게 못 느낀다고 했다. 필자는 모세혈관을 넓혀주는 제품의 섭취량을 2배로 늘이고 앞으로 두 달 동안 하루 30분 정도 걷기 등 유산소 운동을 더 늘여 본 후에 다시 진단을 받아보라고 했다. 두 달후 다른 병원을 찾아가 정밀 진단을 받았는데 혈관은 좁아져 있지만 스텐트 시술을 받을 정도는 아니라고 했다.

위기를 넘긴 조 씨는 이제는 영양치료와 운동, 식이요법을 철저히 지키겠다는 약속을 스스로 했다.

하루는 조 씨로부터 전화가 와 투석치료를 시작하기 얼마 전에 있었던 일을 듣게 되었다. 그동안 삼겹살이 너무 먹고 싶었는데 참고 또 참다가 결국 먹었다는 것이다. 한두 달도 아니고 4년 동안이나 엄격하게 식단을 제한하다 보니 예전에 하루가 멀다하고 즐겼던 삼겹살이 그렇게 먹고 싶었다고 한다. 삼 인분을 아들과 나누어 먹었는데 그것도 이틀을 계속 먹었다는 것이다.

삼겹살은 신장 기능이 얼마 남지 않은 사람에게는 치명적이다. 돼지고기, 특히 삼겹살 부위는 포화지방산 함량이 40% 이상, 콜레스테롤은 100g당 95~100mg이 함유돼 있다. 삼겹살의 경우 1인분(180g)만 먹어도 많은 양의 포화지방산과 콜레스테롤을 섭취하게 되어 혈관 노폐물을 급격하게 올린다.

말기신부전 환자들의 육류 섭취량은 자신의 체중 1kg당 0.8g을 넘기면 안 된다. 그것도 소고기나 양고기, 오리고기에 한해서이고 또 이틀에 한번 정도라야 한다.

투석을 시작한 이후로는 철저한 식이요법을 실천한 탓에 조 씨는 투석을 받고는 있지만 그것 외에는 건강한 사람 못지않게 좋은 컨디션을 유지하고 있다. 뿐만 아니라 투석을 시작하고 2~3년이 지나면 대부분의 환자는 소변을 못 만드는데 조 씨는 투석을 시작한 지 7년이 넘었으나 아직도 소변이 잘 만들어지고 있다. 그리고 좁아진 심장혈관 하나도 완전히 회복이 되었고 투석 환자들에게 흔히 나타나는 증상과 합병증도 없다.

조 씨 외에 영양치료를 시행하다가 투석을 받게 된 다른 환자들도 소변 양이 조금 줄어든 사람이 있지만 5~10년이 지나도 조 씨와 같이 정상적인 소변을 보고 있다.

[사례 5 : 고혈압에 의한 혈액투석 환자]

심권숙 씨(여 64세, 신장 154cm, 체중 52kg)는 혈압약을 20년 정도 복용했을 때 말기신부전(크레아티닌 8.5㎎/dL)으로 진행되어 투석을 하게 되었다. 투석치료를 6회 받았을 때 지인이 소개한 필자의 책을 읽고 영양치료를 시작하게 되었는데 2개월 후 크레아티닌 수치가 3.8 ㎎/dL로 떨어졌다. 심 씨의 수치 변화와 건강 상태를 고려해보면 투석을 시작하기 전에 영양치료를 시작했다면 최소 몇 년은 투석을 늦출 수 있지 않을까 하는 아쉬움이 들었다.

심 씨가 영양치료를 시작한지 6개월쯤 되었을 때 전화가 왔다. 일주일에 3번 받던 투석을 2번 받게 되었다는 것이다. 평소 여행을 즐겼던 심 씨는 일주일에 3번씩 투석을 받을 때는 엄두를 내지 못했으나 투석치료를 2번으로 줄이고 나니 여행을 갈 수 있게 되어 감사하다고 했다.

영양치료를 시작한 지 9년이 넘었지만 허리와 고관절이 아파 연골과 인대를 강화하는 제품을 4개월간 복용한 것 외에는 다른 불편한 증상은 없었다.투석환자 대부분은 투석으로 인해 뼈의 칼슘이 계속 빠져나가기 때문에 작은 충격에도 쉽게 골절이 일어나며 척추나 고관절 통증을 자주 경험한다.

현재 심 씨는 투석을 받은 지 9년이 넘었고 73세의 나이에도 골프를

즐길 수 있을 정도의 건강을 유지하고 있다.

심 씨도 간호사들로부터 현재 투석을 받는 환자들 중에서 얼굴 혈색이 제일 좋다는 말을 듣는다고 했다.

투석환자 영양치료
빈혈에 초점을 맞춰야 한다

투석환자의 영양치료 처방은 '키토라인골드'와 '채움후', '스피센스골드' 등 3가지 제품이 들어간다.

이 세 가지는 투석환자들에게 꼭 필요한 제품으로, 첫 번째 키토라인골드는 체내 유해물질과 노폐물을 흡착하여 배설시키는 중요한 기능을 한다. 투석환자들은 투석과 다음 투석 사이에 축적되는 노폐물의 양을 일정한도 이하로 유지해야 하므로 철저한 식이요법 관리가 뒤따라야 한다.

하지만 아무리 식단관리를 잘해도 투석을 받고 얼마 지나지 않으면 노폐물이 쌓이기 마련이다. 그러므로 매끼 섭취하는 음식에서 발생하는 노폐물을 빼주는 키토라인골드는 가장 우선적으로 필요하다.

두 번째 '채움후'에는 식도, 위, 소장, 대장 등 소화기, 호흡기, 비뇨기, 생식기 등의 내벽을 덮고 있는 점막세포 재생과 해독작용 그리고 혈관생성을 촉진하는 작용이 뛰어난 알로에 베라(200:1농축)와 면역성분 IgG(면역글로블린)이 풍부한 초유가 함유돼 있다.

말기신부전 환자들은 면역력이 약한 고위험군에 속한다. 그리고 대부분 영양실조를 겪게 되는데 그로 인해 나타나는 증상은 매우 다양하지만 그중에서 가장 흔한 증상은 빈혈이다.

말기신부전에 동반되는 빈혈은 심혈관계 합병증을 유발해 사망률을 높이는 요인이지만 다행히 수혈, 철분제, 철분주사 등의 치료를 받으면 관리가 된다. 하지만 이는 밑 빠진 독에 물을 붓는 것과 같다. 왜냐하면 빈혈의 원인은 거의 대부분이 만성적인 출혈로 인한 것이기 때문이다. 투석환자에서 위장관 출혈은 흔히 동반되며 위, 소장, 대장 외에도 다양한 부위에서 발생한다. 그러므로 위, 소장, 대장 등 튜브 모양 구조물의 안쪽을 둘러싸고 있는 점막을 재생하고 면역기능을 높여주는 채움후는 투석환자들에게 꼭 필요한 제품이다.

세 번째 스피센스골드는 생야채를 먹을 수 없는 만성신부전 환자와 투석환자를 위해 탄생한 제품이라고 할 정도로 다양한 영양소가 풍부하게 함유돼 있다.

단백질과 생야채를 충분히 섭취하지 못하는 만성신부전 환자들과 투석환자에게 필요한 영양소를 고루 갖추고 있으며, 일일 섭취량의 2배를 섭취해도 혈액 속의 노폐물 농도나 칼륨 수치가 올라가지 않는다. 그리고 스피센스골드에는 모세혈관의 혈액순환을 촉진하는 병풀 추출물도 함유돼 있다.

혈액투석 환자는 반복되는 투석 과정에서 많은 영양소가 소실된다. 그 결과 근육감소, 만성염증, 이상면역반응 등 다양한 증상이 나타나기 때문에 개인의 증상과 상태에 따라 제품 섭취량을 조절하거나 필요한 제품을 추가하도록 한다.

■ 골다공증이 심하거나 오십견·회전근개 파열·관절염이 있다면 키토라인골드 섭취량을 절반으로 줄이고 '샤크플러스(상어연골)' 또는 '천마파워골드'를 추가하여 사용한다.

■ 변비가 심한 사람들에게는 '장박사'를 권한다.

만성신부전 환자, 특히 투석치료를 받는 환자들 중에는 변비로 고생하는 사람들이 흔하다. 야채 섭취가 부족하고, 물도 마음껏 못 마시며, 식사량도 적은데다가 변비를 유발하는 칼슘이나 철분이 함유된 약을 많이 먹기 때문이다. 그래서 변비약을 쓰는 경우가 많은데 그러나 변비약은 자주 사용하거나 오래 사용해서는 안된다.

변비약을 오래 사용하면 장관벽의 신경세포가 파괴되거나 변질되어 장점막의 주름이 펴지면서 장운동이 점점 무기력해진다.

장박사의 주원료는 '차전자피'이며 배변활동과 콜레스테롤 개선에 도움을 주는 성분으로 일반 약과는 작용기전이 확연히 다르다.

약은 장기간 사용하면 내성이 생겨서 복용량을 늘려야 하는 경우가 많지만 장박사는 장기간 사용해도 부작용이 없으며 일정 기간 사용하다 보면 섭취량을 줄일 수 있게 된다.

만성신부전 환자와
투석치료를 받는 환자의 식이요법

신장의 크기는 사람마다 차이가 있으나 대략 자기 주먹만 하다고 보면 된다. 이처럼 작은 장기이지만 심장이 박동할 때마다 심장에서 내뿜는 혈액의 20%가 신장으로 흘러 들어간다. 이렇게 많은 혈액이 신장으로 가는 이유는 혈액 속의 노폐물을 걸러주는 데는 많은 에너지가 필요하기 때문이다.

만성신부전증과 투석치료를 받는 환자의 경우 신장으로 가는 혈액량이 감소해 소변량이 줄어들거나 소변을 전혀 만들지 못하게 되는데 이들의 신장을 초음파 검사로 확인해 보면 쪼그라들어 작아져 있다

그러므로 기능이 얼마 남지 않은 신장이 더 이상 악화되지 않도록 돕는 방법은 소화가 잘되는 음식을 먹는 것이다. 소화가 잘되면 소화에 드는 에너지를 절약하여 부족한 신장기능을 보존하고 노폐물 발생이 적어져 신장의 부담을 줄여줄 수 있다.

[사례 1]의 서 씨는 투석치료를 시작하기 전 당뇨병과 통풍을 앓을 때 발기부전이 왔던 사람이다. 서 씨는 투석을 받는데다 간염까지 발생했을 때 영양치료를 시작했고 투석으로 심신 상태가 매우 열악했음에도 불구하고 성기능이 회복되었다.

[사례 4]의 조 씨는 영양치료를 시작할 당시 크레아티닌 수치는 높았지만 신장이 나쁜 것 외에는 워낙 몸이 건강해서 투석을 받지 않고 살아갈 수 있었던 사람이다. 한두 번 정도야 괜찮겠지 하고 먹은 삼겹살은 신장기능이 악화된 사람에게는 바로 투석으로 갈 정도의 위험수치가 될수 있는 것이다.

조 씨는 또 심장혈관 하나가 막혀 스텐트 시술을 받아야 하는 위기를 넘기기도 했다.

그런 일들을 겪은 이후에는 식이요법을 철저히 지켰는데 두 사람 다

칼륨 수치가 높아 생채소와 잡곡을 먹을 수 없었다. 또 요산 수치와 인수치도 높아 진한 고기국물(곰국, 갈비탕 등)이나 오메가-3가 풍부한 생선(고등어, 꽁치, 정어리, 청어, 삼치, 가다랑어, 장어 등)도 먹을 수 없는 상태였다.

이들에게 처음에는 채소를 물에 하룻밤 동안 담가두었다가 먹게 했는데 그래도 칼륨 수치가 올라 데치거나 삶아서 먹게 했다. 채소는 칼륨 함량이 낮은 오이, 깻잎, 숙주, 고사리, 가지, 부추, 당근, 돗나물, 배추, 콩나물, 가지 등을 먹게 했고, 과일도 칼륨이 적은 사과, 복숭아, 감, 배, 딸기, 포도, 거봉, 블루베리, 귤 등을 조금씩 먹게 했다.

밥은 흰쌀에 현미나 조, 수수 등의 잡곡을 10% 정도 넣게 했고, 오리고기를 하루 40g씩 이틀에 한 번 정도 먹게 했다.

생선은 대구, 명태, 가자미 그리고 비늘이 선명한 생선을 굽거나 찜을 해서 먹도록 했다.

식도락(食道樂)은 아마도 많은 이들의 소소한 즐거움일 것이다. 그러나 이들은 그 즐거움을 빼앗기고 평생 식이요법을 지켜야 하지만 그러나 보상은 충분했다. 이전에 비해 식사량은 삼분의 일밖에 안되지만 식도락을 잃은 스트레스를 일과 취미생활로 해소할 정도로 부부관계도 더 좋아지고 더 많은 일을 할 수 있는 활력을 얻게 되었다.

자연치유 병원

요즘은 현대의학을 전공한 의사들 중에 약을 처방하지 않고 식이요법으로 병을 고치는 자연치유병원을 개설하거나 약이 하지 못하는 부분을 보완하는 보완통합의학을 하는 분들이 늘고 있다.

필자가 아는 두 병원 중에 한 병원은 식이요법만으로 질환을 케어하고 있고, 또 한 병원은 음식에서 부족한 영양소를 기능성 식품으로 보완하는 병원이 있다. 병원을 찾는 환자들이 늘고 있어 한 병원은 시설을 확장하느라 투자자들을 모으고 있다는 소식을 듣기도 했다.

병원은 두 곳 다 산속에 있으며 한 병원의 주식은 유기농 현미와 현미찹쌀을 반반 섞은 것이고 부식은 야채와 과일이며, 다른 한 병원은 백미로 지은 밥도 있고 부식도 다양한 편이다. 이곳에서 시행하는 프로그램 중에 제일 짧은 코스는 12박 13일 짜리가 있으며 두 병원의 공통점은 육류와 생선은 물론 우유나 계란 등 동물성 단백질을 일체 못 먹게 하는 것이다.

한 병원은 육류 대신 아미노산 건강식품으로 단백질공급을 대체하고 있다. 병원이지만 건강보험 혜택이 적용되지 않아 비용이 만만치 않다.

이렇게 3끼 밥을 먹는데 한 병원은 식사시간을 1시간 동안 건강강의를 들으면서 음식을 오래 씹게 한다. 밥과 반찬을 따로 씹는 것을 원칙으로 하고 많이 씹을 수 있도록 국이나 찌개는 아예 없다. 물도 식후 1시간이 지난 다음에 먹게 한다.

동물성 단백질을 완전히 끊고 야채와 과일 잡곡밥을 먹으면 오래 복용해왔던 약들을 줄이거나 끊기도 한다. 필자와 가까이 지내는 지인 한 분과 영양치료를 시행하던 몇 분이 그곳에서 경험한 결과를 필자에게 전해왔다.

한 분은 20년 동안 복용해오던 당뇨약과 인슐린 주사를 5일 만에 끊었다고 했다. 고혈압과 당뇨병 환자의 경우 대부분 좋은 결과가 나왔으나 만성신부전 환자는 그렇지 못했다. 만성신부전의 경우는 단백질을 따로 보충해 주지 않고 현미 채식만 했을 때 신장이 더 빨리 나빠진다는 것을 알 수 있었다. 현미 채식을 하고 투석치료를 더 빨리 받게 된 환자도 있었다. 원인은 근육이 빠지면서 크레아티닌 수치가 급격히 증가했기 때문이다.

만성신부전이 아닌 다른 질환이라면 스트레스 없는 쾌적한 환경 속에서 운동과 유기농으로 지은 야채와 과일을 먹으면서 생활한다면 많은 부분 건강을 회복하게 될 것이다.

하지만 그곳에서 나와 일상으로 돌아왔을 때 그러한 식습관과 생활습관을 그대로 유지할 수 있는 사람이 몇이나 될까? 매일 집에서만 식사를 한다고 해도 필요한 만큼의 미량영양소(비타민, 미네랄)를 제대로 섭취하는 것은 쉽지않다.

신장병을 비롯해 각종 만성병, 난치병을 가지고 있는 사람들은 단백질과 탄수화물, 지방 등 3대 영양소는 과잉 상태이고, 대사에 필요한 비타민과 미네랄, 식물내재영양소 등 미량영양소는 심각하게 결핍 상태에 있다.

따라서 이들에게는 일시적 이벤트가 아닌 일상생활 속에서 균형잡힌 영양소를 공급하는 것이 중요하다. 영양에 대한 이야기를 들으면 종합 영양제가 떠오르겠지만 합성영양제는 득보다 해가 많다는 사실을 알아야 한다. 정제된 비타민의 경우 인체는 대부분 이물질로 판단해 배출해버리며 이 과정에서 많은 에너지가 소모된다는 사실을 기억해야 한다.

자연치유병원에서 환자들이 오래 복용했던 약을 끊고 건강을 회복할 수 있었던 것은 좋은 환경과 좋은 재료의 음식, 그리고 음식을 오래 씹을수 있게 한데 그 비결이 있다. 음식을 천천히 오래 씹으면 다량의 침이 분비되는데 침 속에 존재하는 파로틴 호르몬은 뼈나 치아 조직을 튼튼하게 만들고 혈관의 신축성, 백혈구 증가 등 건강에 중요한 역할을 한다. 파로틴의 분비량은 평소 분당 0.5ml이지만, 음식을 먹을 때는 분당 4ml로 증가한다. 한 시간을 씹는다면 침의 효과만 해도 놀라운 것이다.

생명유지에 필요한 5대 영양소

우리가 섭취하는 음식은 인체가 필요로 하는 필수영양소의 주 공급원이 된다. 그중 3대 영양소로 불리는 탄수화물, 단백질, 지방은 세포의 에너지원이며 구성물질로서 한 가지만 부족해도 건강을 유지할 수 없다. 하지만 3대 영양소가 세포의 구성물질이 되고 에너지로 전환되기 위해서는 반드시 비타민, 미네랄 등의 미량영양소가 필요하다. 그런데 바로 이 미량영양소의 결핍이 심각해지면서 많은 만성질환, 난치질환의 원인이 되고 있다. 풍부하고 다양한 먹거리에도 불구하고 현대인이 겪는 영양결핍, 영양불균형의 현실을 짚어봐야 할것같다.

미국 농무부(USDA)에서 1975년과 현재 채소와 과일의 영양가를 비교한 자료에 의하면 브로콜리의 칼슘과 비타민 A는 50%, 옥수수의 철분은 88% 감소하였고, 철분이나 마그네슘 같은 미네랄은 80% 이상 줄었다.

50년 전 시금치 한 접시에 들어있는 영양소와 동일한 영양소를 얻기 위해서는 지금은 10접시도 넘게 먹어야 할 정도로 영양소 함량은 감소되었다.

비료와 농약을 피해갈 수 없는 첨단화된 농사법과 속성재배, 하우스 재배로 땅이 영양고갈에 이른 것이다. 그뿐 아니라 산지의 채소 과일이 각 가정의 식탁에 오르기까지 냉장유통의 과정에서도 또 한번 많은 영양손실이 일어난다.

이처럼 미량영양소가 부족하면 대사되지 못한 탄수화물은 고혈당, 비만을 일으키게 되고 지방은 고지방, 고콜레스테롤, 동맥경화를, 단백질은 암모니아, 요산, 요소, 크레아티닌 등의 노폐물을 발생시켜 혈관벽이 두꺼워지면서 막히게 되는 것이다.

대사되지 못한 노폐물이 혈관에 쌓이게 되면 혈액의 흐름이 원활치 못해 인체의 모든 장기와 조직이 손상을 입지만 특히 노폐물을 처리하는 신장이 가장 손상을 많이 입는다.

신장이 한번 손상되면 치료가 어려운 가장 큰 이유는 미량영양소 결핍으로 신장병이 시작됐지만, 만성신부전으로 진행되면 미량영양소가 풍부한 생채소나 과일을 충분히 섭취할 수 없기 때문이다.

그리고 신장병 환자들 중에서는 투석을 받지 않아도 될 사람이 갑자기 투석을 받게 되는 경우를 볼 수 있는데 원인은 대부분 동물성 단백질의 과잉섭취에 있었다. 만성신부전 환자가 단백질을 과식하는 것은 독약을 먹는 것과 같다. 그렇다고 육류를 전혀 섭취하지 않으면 근육이 빠지면서 신장이 더 나빠진다. 이는 단백질이 부족하면 우리 몸은 근육을 분해해 에너지로 사용하기 때문에 나타나는 현상이다. 크레아티닌 수치는 단백질을 많이 섭취해도 올라가지만 부족해도 올라간다는 사실을 유념해야 한다.

그러므로 생채소를 충분히 섭취할 수 없는 신장병 환자들은 동물성 단백질 섭취량을 정확하게 지키는 것이 매우 중요하다.

영양학에서 저단백식사는 체중 1kg당 0.6g이하의 단백질을 섭취하는 것을 말한다. 체중이 60kg인 사람이라면 36g의 단백질이 필요하다는 뜻이다. 하지만 실제 생선이나 고기의 무게로는 80g의 무게에 해당된다.

그러나 필자의 경험으로는 생선은 문제가 없었지만, 육류를 80g 섭취한 환자들에게서는 가려움증을 비롯한 다양한 증상들이 나타났다.

그래서 필자는 생야채를 섭취할 수 없는 환자들의 경우 육류는 하루 30~40g 이내로 제한하라고 한다. 투석을 받는 환자들은 단백질 소실을 감안하여 체중 1kg당 0.8g 정도가 적절했다. 그것도 이틀에 한

번 정도라야 한다.

필자가 오리고기를 많이 권하는 이유는 다른 육류는 모두 산성이지만 오리 고기는 유일한 알칼리성으로, 몸의 산성화를 막아주고 노폐물 발생이 적기 때문이다.

그러나 한 가지만 계속 먹게 하는건 평생 식이요법을 해야 하는 환자에게 너무 큰 스트레스가 될 것 같아 소고기나 양고기는 소량 섭취하게 한다. 단 기름기를 제거한 다음 조리하여 천천히 오래 씹어서 충분한 침과 함께 삼키라고 권한다. 단백질은 소화에 훨씬 많은 에너지가 필요하므로 충분히 씹어서 소화흡수를 높여야 한다. 단백질은 아미노산 형태로 완전 소화 흡수되지 않으면 알레르기 원인 물질로 작용하여 면역계의 교란이나 다량의 가스를 발생시켜 신장 뿐 아니라 간장 대장을 혹사시키는 등 많은 문제를 야기시킨다.

근육이 많이 빠지지 않은 환자들에게는 생선을 권한다. 생선도 육류 못지않게 단백질 함량이 높고 오메가3를 비롯하여 불포화지방산이 풍부하기 때문이다.

대구, 명태, 가자미 등 흰살 생선에는 단백질이 풍부하며 대구에는 미네랄과 비타민B 등의 영양소도 함유돼 있다. 흰살생선과 비늘이 선명한 생선 위주로 먹도록 하고, 퓨린(요산 발생물질) 함량이 높은 꽁치, 고등어, 삼치, 정어리 등 등푸른 생선과 새우, 조개류는 절대 금해야 한다.

영양치료는 질병의 숨겨진 원인을 찾아 치료하는 것이다

현대의학은 질병 중심의 의학이기 때문에 질병의 증상을 따라 인체의 각 기관도 세분화해서 본다. 인체를 더 작고 더 정밀하게 분석하려는 현대의학은 해부학과 조직학을 발달시켰고, 생명과학 분야에서 세포와 유전자까지 볼 수 있는 단계로까지 성과를 이루었다.

그런데 그 성과라는 것이 "정말 환자에게 유익한가?" "항상 유익한가?" 라는 의문을 갖게 할때가 많다. 병원균을 없애기 위해 항생제를 복용하면 병원균은 제압하지만 간질환을 얻는다. 통증 때문에 먹은 진통제는 통증을 멈춘 대신 위장병을 얻는다. 암세포를 죽이기 위해 사용한 항암제와 방사선치료는 환자의 면역력까지 죽여 끝내 암환자는 암으로 죽는 것이 아니라 면역력 때문에 죽는다. 물론 모든 경우가 이에 속한다고는 할수 없지만 주변에서 흔하게 볼 수 있는 사례들이다.

우리 몸은 머리끝부터 발끝까지 하나로 연결된 유기체이다. 따라서 어느 한 부위에 병이 생긴다고 해서 병의 원인이 그 부위에만 국한된 것은 아니다. 신장병의 영양치료는 신장기능을 중점적으로 다루지만 시간이 지날수록 몸 전체가 건강해지는 것을 알 수 있다. 바로 영양치료의 핵심이 모세혈관을 살리는데 있음이다. 우리 몸의 모든 세포는 모세혈관에서 0.03mm 이내에 있기 때문에 모세혈관과 연관이 없는 질병이란 있을 수 없는 것이다.

모세혈관은 신장, 뇌, 망막, 심장, 부신, 뼈, 간 등 장기에 따라 모두 다른 모양을 하고 있고 신장병, 뇌경색, 심근경색, 협심증, 부정맥, 망막증, 골다공증 등 병명도 다르고 증상도 다르게 나타나지만, 이들은 모두 모세혈관이 좁아지거나 막혔을 때 나타나는 질환인 것이다.

영양치료는 만성신부전증이나 혈액투석을 받을 정도로 거의 다 파괴된 신장을 다시 살릴 수는 없다. 그러나 신장병의 진행과 합병증을 막을 수 있어 다른 장기의 기능을 건강하게 유지하고 회복하는 것이 가능하다. 이 때문에 같은 신장병 환자라도 영양치료를 시행하면 여느 환자들과는 전혀 다른 컨디션과 체력으로 생활하는걸 여러 사례에서 확인할 수 있다.

앞에서 소개한 사구체신염으로 투석을 받게 된 윤 씨는 한번 시작되면 반나절이나 계속되는 극심한 두통에 매일같이 시달렸으나 영양치료를 시작한 지 3개월이 지나면서 두통이 완전히 사라졌고 2,700이던 백혈구 수치가 3,600으로 높아졌다. 두통이 완치된 것은 뇌의 모세혈관이 회복되었기 때문이고 백혈구 수치가 오르게 된 것도 백혈구의 이동 통로인 모세혈관이 뚫렸기 때문이다.

그리고 신 씨는 영양치료를 시행한 지 7개월 만에 고혈압과 당뇨병을 고칠 수 있었다. 모세혈관이 가장 많은 신장 사구체는 회복되지 않았으나 다른 장기의 모세혈관은 회복된 것이다.

서 씨는 투석치료를 시작하기 전 당뇨병과 통풍을 오래 앓았고, 그때 발기부전이 왔던 사람이다. 서 씨는 투석을 받는중에 간염까지 겹쳤을 때 영양치료를 시작했다. 투석을 받지 않으면 생명을 유지할 수 없을 만큼 신장이 파괴되었지만, 그런 상태에서도 정상적인 부부관계가

가능하게 되었다. 영양치료와 식이요법을 병행한 결과 음경 쪽 모세혈관이 뚫렸기 때문이다

음경으로 들어오는 혈관이 좁아지거나 막혀 혈액이 공급되지 못하면 아무리 중추신경의 대뇌피질에서 성신경을 자극해도 발기가 되지 않는다. 서 씨의 경우 당뇨병과 통풍을 앓을 당시의 혈관과 지금의 혈관은 전혀 다른 상태가 된 것이다. 신장의 사구체도 모세혈관 덩어리지만, 해면체 조직인 음경도 모세혈관 덩어리이다. 성기능 장애는 남녀 모두 피가 순환되지 않아 생기는 혈액순환 장애에 의한 질환이다.

마지막으로 조 씨는 영양치료를 시작할 당시 크레아티닌 수치는 높았지만 신장이 나쁜 것 외에는 워낙 몸이 건강해서 얼마든지 투석을 받지 않아도 될 사람이었다. 한두 번 정도는 괜찮겠지 하고 먹은 삼겹살 때문에 투석을 받게 되었고, 투석치료를 받던 중에 심장혈관 하나가 막히는 큰 위기도 있었다. 그러나 기본 처방에 모세혈관을 넓혀주는 제품의 섭취량을 2배로 올리고 운동 시간을 더 늘리고 나서 스텐트 시술을 받지않을 정도로 회복되었다.

신장은 자각증상이 없는 만큼 소변에 거품이나 혈뇨가 나오지만 검사수치가 정상일 때 고쳐야 한다. 시기를 놓쳐 신장병 진단을 받았어도 크레아티닌 수치가 2점대 미만일 때 영양치료와 식이요법을 시행하면 수치는 정상 범위로 낮출 수 있다.

그러나 이미 언급했듯이, 신장기능이 50%이상 손상될 때 까지도 혈액검사로는 정상소견을 보이는 경우가 많았다는 사실을 꼭 기억해야 한다.

휴대용 투석기와 체내 삽입형 인공신장

일상에서 움직이면서 투석할 수 있는 휴대용 투석기와, 몸 안에 삽입이 가능한 투석기 개발이 세계 각국에서 빠르게 진행되고 있으며 휴대용 투석기는 몇 년 내에 출시될 것으로 전망하고 있다.

이미 개발된 투석 장치가 있긴 하지만 소형냉장고 크기여서 휴대하기가 어려웠으나 일본 야마나시(山梨)대와 고베(神戸)대 공동연구팀이 개발한 투석기는 휴대할 수 있는 손가방 정도의 크기다.

체내에 삽입할 수 있는 인공신장을 개발하기 위한 연구를 시작한지도 꽤 오래되었다고 한다.

인공신장을 진짜 신장처럼 작게 만드는 것이 가장 큰 기술적 난제였는데, 미국 캘리포니아대 샌프란시스코캠퍼스(UCSF)의 과학자들은 이 난제를 극복하고 인체에 삽입할 수 있을 정도로 작은 인공신장의 프로토타입을 개발하는 데 성공했다.

신장은 체중의 0.4%에 불과하지만 하루 180리터의 피를 걸러낸다. 하지만 걸러낸 물질을 모두 소변으로 내보내면 영양소 손실을 감당할 수 없기 때문에, 인체는 이를 다시 재흡수해 소변양을 하루 1~2리터 정도로 줄이는 시스템으로 되어 있다. 아직 사람이 만든 시스템으로는 인간의 세뇨관 세포만큼 효과적으로 물질과 수분을 재흡수하기 어렵기 때문에 연구팀은 세뇨관 세포를 배양해 인공신장에 삽입했다고 한다.

연구팀은 이 인공신장을 동물 모델에서 검증한 후 사람에게 임상시험을 하기 위해 준비하고 있는 것으로 알려졌다. 인간의 신장기능을

100% 대체하기는 어렵겠지만, 앞으로 이 기술이 발전하면 획기적인 신장이식이 가능해질 것이다.

평생 면역억제제 복용이 필요 없고 면역 거부 반응 걱정도 없으며 이식받을 신장이 부족해서 고통받을 필요도 없게 되는 것이니 신장이식을 기다리는 환자들에게 이보다 더 좋은 소식은 없을 것이다.

그러나 신장병은 신장 하나만 교체하는 것에서 문제가 끝나지 않는다. 우리 몸은 부품 하나만 교체하면 문제가 해결되는 기계와 달리, 인체를 구성하는 조직과 세포는 끊임없이 상호작용하며 영향을 주고받는 연결된 생명체이다.

신장이 망가져서 혈관에 노폐물이 가득한 상태로 수년, 수 십년을 버텨 왔는데 인체 어딘들 성할수 있겠는가!

의학, 과학의 발전으로 언젠가는 인공신장의 기술이 본래의 신장기능을 상당부분 대체하는 날이 올 거라고 본다. 그러나 혈액이 잘 흐르지 않는 모세혈관을 그대로 방치한다면 그다음엔 심장과 뇌와 다른 장기들도 결국 신장과 마찬가지로 기능이 멈추는 순간을 맞게 될 것이다.

신장이식 환자와 케네디 대통령

낯선 제목에 독자들은 어리둥절할 것이다. 그러나 찬찬히 글을 읽어보면 이해가 되는 내용으로 연결이 된다.

신장이식은 말기신부전 환자들의 삶의 질을 높일 수 있는 유일한 방법이지만 이식을 받은 후 다시 투석을 받는 환자도 있고, 신장이식을 두 번이나 받은 사람도 있어 이식한 신장 역시 수명이 제한되어 있음을 알 수 있다. 생존율은 환자와 신장 제공자 사이의 조직형 적합성이 맞느냐 맞지 않느냐에 따라 차이가 많다고 한다.

조직형이 같은 형제끼리라면 생존율이 높지만, 비혈연 생존율은 이보다 낮고, 또한 이식을 받을 환자가 50세 이상이면 그 이하인 환자에 비해 성공률이 낮으며, 두 번째 이식을 받는 경우에는 첫 번째보다 예후(豫後)가 좋지 않다고 한다.

신장이식을 받고 사이클로스포린 같은 면역억제제를 사용하지 않으면 생존이 불가능하기 때문에 약물에 의한 부작용을 감수해야 한다. 사이클로스포린은 건선, 아토피, 베체트, 루푸스 등 자가면역질환 치료제로도 사용되는 약이다. 이 약을 투여하면 요산이 증가하고 혈압이 높아지므로 신장 기능 검사를 주기적으로 받아 복용량을 조절해야 한다.

면역억제제는 다른 질병을 가진 환자들이 사용해도 신장 기능 검사를 주기적으로 받아야 할 정도로 신장에 부담이 큰 약인데 신장이식을 받은 환자라면 더 말할 필요가 없다.

최근에는 많이 줄었지만, 예전에는 신장이식 환자의 사망 원인 1위가 감염에 의한 것으로 이식 1개월 안에 일어나는 감염은 수술과 관련된 것이고 그 이후 6개월까지는 세균에 의한 감염이 많다고 한다.

신장을 이식받으면 인체의 면역세포는 이식된 신장이 본래 자기 몸의 일부가 아니기 때문에 그 신장을 '외부의 적'으로 인식하고 공격하게 된다. 만약 면역세포를 약화시키지 않으면 항원항체 반응에 신장이 생착할수 없어 다른 대안이 없다.

면역억제제를 사용하면 신장은 보호되지만 간 기능 장애, 당뇨병, 식욕 증진, 체중 증가 등 많은 부작용이 따르며 가장 심각한 부작용은 면역력이 떨어지는 것이다.

아내의 친척인 40대 여성은 신장이식 수술을 받은 지 6년 만에 유방암 진단을 받았다. 임파선까지 전이가 되었지만, 백혈구 수치가 너무 낮아 수술이나 항암치료를 받지 못하고 고통스럽게 투병을 하다가 길지 않은 삶을 마감해야 했다.

건강한 사람들도 암에 걸리는데 신장이식을 받은 사람이 면역억제제를 복용하여 면역력을 떨어뜨리는데 무슨 재간으로 합병증을 막아낼 수 있겠는가? 신장병은 단백뇨나 혈뇨가 나올 때, 조금 더 악화되더라도 크레아티닌 수치가 정상범위(1.4mg/dL)를 넘어서지 않았을 때 완치시켜야 한다고 누차 강조하는 이유도 이런 최악의 상황을 예방하기 위함이다.

시기를 놓쳤더라도 지금까지 설명한 식이요법을 잘 지키고 영양치료를 시행하면 크레아티닌 수치가 3mg/dL 미만일 경우 투석에 대한 부담은 갖지 않아도 된다. 그 이상 진행됐다면 투석치료와 신장이식을 받는 시기를 최대한 늦추는 것이 치료의 목표가 된다.

영양치료와 식이요법을 병행하면 어느 정도 먹는 즐거움도 누릴 수 있고 비용에 대한 부담도 적다. 혈액투석을 받게 되면 비용의 90%는 정부가 지원하고 환자가 지불해야 하는 비용은 10% 정도다.

영양치료에 드는 비용은 그보다 더 적게 든다.

신증후군을 앓던 8살 김 군의 이야기에서 보듯이 병원에서는 사구체 신염이나 신증후군처럼 신장에 염증이 발생하면 나이를 불문하고 스테로이드제와 면역억제제를 처방한다.

사구체신염이 세균이나 바이러스로 인한 경우에는 만성으로 진행되는 확률은 낮지만, 자가면역성신염으로 구분될 경우 만성으로 진행될 위험이 높다.

앞서 설명드린 스테로이드제를 사용하지 않았던 사람들의 사례와 오래 사용했던 환자들의 사례를 한번 더 참고하여 부디 약의 부작용에 대한 경각심을 갖기 바란다.

물론 염증 수치가 위험수위에 있다면 약 사용이 불가피하다. 하지만 최소 유효 용량을 단기간에 끝내도록 노력해야 한다.

영양치료를 받는 환자들 중에서 류머티즘 관절염, 루푸스, 베체트 등 자가면역질환을 가진 사람들은 대부분 스테로이드를 끊지 못하는 사람들이다. 이들이 약을 끊지 못하는 이유는 복용을 중단하면 증상이 더 심해지는 리바운드 현상 때문이다. 그러나 약을 계속 복용할 경우 신부전증, 간부전증, 폐부전증, 각종 암, 뇌출혈, 고혈압, 당뇨병, 골다공증 등의 부작용에 대한 부담을 안고 가야 한다.

이런 환자들은 처음엔 약과 영양치료를 병행하여 차츰 면역력을 회복해 자가 치유력이 발동하면 약을 줄이거나 끊을 수 있는 단계까지 회복하는 것을 목표로 한다.

스테로이드제가 처음 선보일 때는 페니실린과 함께 의약 치료의 혁명을 일으킨 기적의 약으로 꼽혔다. 스테로이드제는 염증을 줄여주는 소염제 중 가장 강력한 효과를 가지고 있고, 그 공로를 인정받아 1950년 스테로이드를 발견한 이들에게 노벨상이 주어졌다.

그러나 노벨상을 수상한 그해부터 스테로이드로 치료를 받은 환자들 중에서 위궤양, 척추 파괴, 중증 비만, 신경 마비 등의 부작용으로 사망자가 속출하기 시작했다. 스테로이드의 효과는 혈류의 흐름을 억제해 염증 반응을 일으키는 백혈구와 프로스타글란딘의 이동을 차단하기 때문에 모세혈관과 말초신경과 점막이 빠른 속도로 손상을 입기 때문이다.

잠깐, 우리 몸에 있는 약 70%의 면역세포가 모여 있는 장腸의 구조와 기능에 대해 살펴보도록 하자.

장은 음식물뿐만 아니라 세균이나 바이러스의 위험이 높은 곳이다. 그래서 장에는 세균이나 바이러스 등 항원과 싸울수있는 면역세포의 약 70%가 모여 있는 것이다.

그뿐만 아니라 장에는 집중돼 있는 면역세포의 전투 능력을 높이기 위해 특별한 훈련장까지 준비돼 있다. 이것은 파이어판(Peyer's Patch)이라고 불리며, 소장벽의 일부로 존재하는 편평한 부분이다.

이 파이어판의 표면에는 장내 존재하는 여러 가지 세균이나 바이러스, 음식물 찌꺼기 등 이물질을 장벽의 내부에 끌어들이기 위한 입구가 마련돼 있다. 끌어들인 이물질을 파이어판 안쪽에 모여 있는 많은 면역세포들에게 접촉시켜, 인체에 유해하고 공격해야 할 적의 특징을 학습시키는 것이다.

이렇게 장에서 훈련받은 면역세포들은 장을 견고하게 지킬 뿐만 아니라 혈액을 통해 전신에 운반돼 인체 곳곳에서 세균이나 바이러스 등 적을 발견하면 공격하는 전사가 된다.

이렇듯 중요한 파어어판을 사정없이 파괴하는 약이 바로 스테로이드제이다. 이제 케네디 대통령에 대해 이야기를 할 차례다.

1963년 존 F. 케네디는 대통령에 당선된 지 3년도 안돼 46세의 나이에 암살당했다.

존 F. 케네디는 암살을 당하지 않았다 해도 수명이 얼마 남지 않은 상태였다. 사망 당시 그는 부신피질에서 호르몬이 분비되지 않는 에디슨병을 앓고 있었고, 면역체계는 거의 파괴된 상태였다. 여러 차례 수술로 척추도 무너져 있었다. 오랫동안 복용한 스테로이드제의 부작용이 원인이었다. 케네디는 어린 시절부터 하복부에 통증과 경련을 일으켜 여러 차례 병원에 입원했다. 처음에는 장궤양이라는 진단을 받고 그에 따른 처방약을 복용했다. 다음에는 과민성 대장염이란 진단을 받고 다른 처방약을 복용했다.

의사의 처방에 따라 여러 종류의 약물을 복용했는데, 통증을 줄여주는 스테로이드 약물인 코르티손을 장기간에 걸쳐 복용했다고 한다. 네오르론토실이라는 항생제를 다량 처방받기도 했다.

그런 중에 약의 부작용으로 허리 디스크와 골다공증이 발생했다. 이때도 의사들은 디스크 수술을 시행하고 코르티손을 처방했다. 골다공증과 디스크는 코르티손의 부작용 때문이었지만, 통증을 줄이기 위해 계속 코르티손을 처방한 것이다.

이에 케네디는 서른이 안 되었을 때부터 갱년기 증상이 보이기 시작했고 결국 1954년 10월 21일 X-선 촬영에서 5번 허리 척추가 코르티손의 과다 복용으로 완전히 녹아내렸음이 확인되었다.

의사들은 금속판으로 천골을 장골과 허리 척추에 고정하는 수술을 다시 시행했다.

케네디는 이 수술로 요도염이 발생하여 죽음 직전까지 갔지만 다행히도 이를 극복하여 미국 제35대 대통령으로 취임했다.

이후 케네디는 현대 의학을 포기하고 전통 의학을 시행하는 재닛 트라벨을 주치의로 선정해 전통요법으로 치료를 받았지만 건강을 회복하기에는 불가능할 정도로 면역체계가 완전히 무너져 있었다.

낙담한 케네디는 현대 의학의 유명한 의사 맥스 제이콥슨에게 다시 도움을 청했고, 그는 대증요법으로 암페타민(마약의 일종인 히로뽕) 등의 진통제, 바비튜레 등의 수면제, 테스토스테론 등의 남성 호르몬제, 페니실린 등의 항생제를 고용량으로 처방했다.

케네디가 암살당한 후 부검을 실시했을 때 그의 간은 완전히 기능을 잃은 상태였다. 제이콥슨은 환자들에게 마약인 진통제, 신경안정제 등을 과도하게 처방했다는 사실이 밝혀져 의사 자격을 박탈당했다.

이제 케네디 대통령 이야기를 한 이유를 따로 기술하지 않아도 독자들은 충분히 알아차렸으리라 본다.

당뇨
합병증을
막는
영양치료

당뇨합병증의 종류와 증상

　필자가 만나온 많은 환자들 가운데 만성질환을 가진 분들 대부분은 한가지 병病만 가진 사람은 거의 없었다. 몇가지의 만성적 질환을 같이 가지고 있었는데 그중에서도 당뇨병은 대다수 만성질환자의 공통된 질병이었다. 이 이야기가 시사하는 바는 명확하다. 혈관질환을 방치하면 반드시 다른 질병을 더하게 된다. 마찬가지로 현재 앓고 있는 만성질환이 있다면 그 질병은 어느날 갑자기 온 것이 아니라는 사실을 명확하게 설명해주는 것이다.

　당뇨병 환자들 대부분은 병을 오래 앓다 보니 자신의 병을 고치지 못하는 이유에 대해서도 잘 알고 있었다. 바로 식습관만 바꾸면 당뇨약을 끊을 수 있다고 말하는 것이 그중에 하나이다. 당뇨병이 잘못된 식습관에서 만들어진 병이니 식습관을 거꾸로 되돌리면 당연히 병은 물러날 것이다. 그 사실을 의사도 알고 환자도 안다. 방법이 복잡한 것도 아니다. 그런데 왜 당뇨환자가 그렇게 급속도로 증가할까?

　사실 어릴때부터 수십년에 걸쳐 형성된 입맛을 새롭게 바꾼다는 것은 불가능에 가깝다. 습관이 오래 굳어서 바꾸기 어려운게 식습관 뿐이겠냐만은 식습관은 식욕이란 것과 직결되어 있다보니 그 어떤 습관보다 바꾸기가 어려운게 사실이다.

　그러나 자신의 그 음식습관이 자신의 건강을 결정하고 때로는 생명을 위태롭게 한다면 못 바꿀 이유가 또 어디에 있겠는가. 필자가 이 일을 소명으로 하는 이유도 바로 이러한 일들이 환자 혼자의 노력으로 어렵다는 걸 알기 때문이다.

우리의 뇌(腦)는 어떤 습관이나 행동에 대해 충분히 반복되어 시냅스 (뇌에서 기억이 저장되는 장소)가 형성돼야 저항을 일으키지 않는다고 한다. 그래서 필자는 최소 3개월 이상 새로운 식습관을 갖기위해 노력해야 한다고 말한다.

당뇨병은 합병증이 생기기 전에 어떻게든 식단을 개선해야 한다. 당뇨로 인한 합병증은 고혈당에 의해 손상이 되면 회복이 어려운 혈관, 특히 신장, 망막(눈), 신경에 잘 생기기 때문이다.

당뇨병이 발생하면 급속히 혹은 몇 년 안에 합병증이 생기게 되는데 그중에서도 가장 치명적인 것은 심근경색, 뇌출혈, 뇌경색 등이다.

말초신경장애와 망막증, 당뇨병성 신부전증 등도 시력을 잃거나 다리를 절단하거나 투석을 받는 상황까지 심각한 질환이지만 이들 질환으로 갑자기 사망하는 경우는 없다.

하지만 심근경색, 뇌출혈, 뇌경색 등은 40~50대 심지어 30대 나이에도 어느날 갑자기 목숨을 잃을 수 있는 증상들이다. 말초신경장애는 당뇨병을 앓은 지 약 3년 후부터 발병하고 5년 후부터는 실명의 원인이 되는 망막증이, 8년 후부터는 만성병성 신부전증이 발병하는 것이 보편적이다. 따라서 오랜 기간 당뇨약을 복용하고 있다면 약으로 당뇨 수치가 조절된다고 해서 당뇨가 낫는거라고 생각해서는 안된다. 현재 특별한 자각증상이 없더라도 혈관과 신경을 관리해야 한다는 말이다.

혈당이 높을 때 혈관이 어떤 상태가 되는지 간단하게 알 수 있는 방법이 있다. 사탕을 입에 넣고 오래 있으면 사탕이 머물렀던 입안 점막이 뻣뻣하고 까칠해지는데, 당뇨가 있는 사람의 혈관은 항상 이런 상태에 있는 것이다.

혈당이 높고 오래 될수록 혈액은 물엿처럼 끈적해져서 혈액순환을 방해하고 혈관 저항을 높인다. 혈관 저항이 커질수록 혈관 파열의 위험이 커지게 되는데 당뇨 합병증이 무서운 이유가 바로 이 때문이다. 그런데 당뇨병을 앓는 많은 사람들이 당뇨약이나 인슐린주사로 혈당이 조절되니까 합병증의 위험에서도 안전하다고 착각하는 경우가 너무나 많다는 것이 안타까울 뿐이다.

아직까지 당뇨병을 낫게 하는 당뇨약은 없다. 단지 위험이 천천히 오게 만들뿐이다. 그리고 천천히 오는 대신 깊고 복잡한 합병증을 몰고 올 것을 알아야 한다.

당뇨 합병증 종류와 증상을 알아보자.

● 당뇨병성 신경병증

고혈당으로 인해 생성된 세포 내 대사물질이 독으로 작용해 신경세포를 죽이거나 변성시키는 질병이다. 주로 손끝이나 발끝같이 길이가 긴 신경이 분포하는 곳에 증상이 나타나며 칼로 베는 듯한 통증이나 무감각증을 유발한다.

● 당뇨병성 망막증

망막은 눈이 받아들인 외부 사물의 상이 맺히는 '영화관 스크린'에 해당한다. 망막의 모세혈관이 막히고 시신경이 손상되면 시력을 잃게 된다.

● 당뇨병성 신부전증

노폐물을 걸러내는 필터 역할을 하는 신장의 사구체(모세혈관)가 막히면서 나타나는 질환이다. 신장 사구체가 손상되면 단백질이 대사될 때 생기는 요산이나 요소 등의 노폐물을 걸러내지 못한다. 걸러지지 않은 노폐물은 심·뇌혈관 질환, 전신 부종 등을 일으키게 된다.

● 당뇨병성 족부질환(당뇨발)

발의 말초신경이 손상돼 감각이 둔해지게 되는데 증상이 심해질수록 감각이 무뎌져 발에 상처가 생겨도 잘 모르기 때문에 환자의 70~80%는 다리를 절단하게 되는 무서운 질환이다.

이처럼 무서운 당뇨 합병증은 모든 연령대에서 지속적인 증가세를 보이고 있으며, 국민건강보험공단에 따르면 전체 당뇨 환자의 50% 이상이 합병증을 앓고 있는 것으로 나타났다.

환자들은 병원을 수소문하고 유명하다는 의사를 찾아 치료해 보지만 세포 내 영양대사에 대해 모르는 의사들은 약물치료, 수술 등 증상을 치료해 주는 것 외에는 해줄 것이 없다.

남건우 씨(남 67세, 신장 172cm, 체중 72kg)는 당뇨약과 혈압약을 15년 동안 복용한 사람이다. 심근경색으로 심혈관에 스텐트를 2개 삽입했고, 눈에 물체가 찌그러져 보이는 황반변성이 발생하여 수술을 받았다. 허리 디스크와 협착증으로 수술을 4번이나 받았고 허리에 철심을 6개나 박은 큰 수술을 받은 경력이 있다.

통증은 없어졌으나 말초신경염으로 발이 시리고 저려 많이 힘들어했다. 본래 열이 많고 몸이 따뜻한 체질이었으나 요즘은 무릎 아래로 발까지 냉장고 속처럼 시리고 냉하다고 한다. 여름에도 두꺼운 양말을 신어야 할 정도여서 모든 일손을 놓고 집에서 요양하고 있다.

남 씨는 당뇨, 고혈압, 심근경색, 황반변성, 허리 디스크, 척추관협착증 등의 치료를 우리나라 최고 의료진들에게 받았다. 그럼에도 불구하고 현재 보행기 없이는 걷지 못하는 상태다.

남 씨가 당뇨약과 혈압약을 복용할 당시 영양치료를 알았다면 눈(황반변성) 수술과 심혈관 스텐트 시술, 몇차례의 허리수술을 받을 정도로 몸이 나빠지는 일은 없었을 것이다.

그나마 현재 보행이 어려운 것은 말초신경 손상에 의한 것이어서 얼마나 다행인지 모른다. 척추신경과 말초신경은 재생이 되는 신경이다. 특히 팔이나 다리의 신경은 손상이 아주 심각한 상태가 아니면 재생이 될 정도로 재생력이 뛰어나다.

우리 몸의 신경은 크게 중추신경과 말초신경으로 나뉜다. 중추신경계는 뇌와 척수를 합쳐서 말하는 것이고 말초신경은 전신에 퍼져 있는 신경을 말한다. 뇌손상이나 척수손상과 같은 중추신경계 손상은 재생이 거의 불가능하다. 중풍이나 머리를 심하게 다쳐서 반신불수가 된 사람이나 목뼈와 척수 신경을 다쳐서 사지 또는 하반신 마비가 된 사람이 팔다리를 움직이지 못하는 것은 바로 재생되지 않는 중추신경을 다쳤기 때문이다.

그렇다면 당뇨 합병증을 막으려면 어떻게 해야 하는가?

당뇨 합병증을 근본적으로 해결하려면 음식과 영양에 대한 개념을 정확하게 아는 것이 매우 중요하다.

우리가 섭취한 음식은 체내에서 소화과정을 거쳐 에너지로 사용하게 된다. 그 에너지의 재료가 되는 탄수화물, 단백질, 지방을 3대 영양소라고 한다. 이 3가지 영양소는 신체 구성 성분이면서 체내에서 소화 흡수되어 에너지로 사용되는 생명의 원천이다. 이 중요한 3대 영양소를 에너지로 전환해주고 여러 가지 생체기능에 관여하는 것이 미량영양소(비타민, 미네랄)이다. 문제는 농작물이 자라는 땅이 더 이상 영양분이 없는 죽은 땅이 되어 많은 양의 음식을 먹어도 필요한 미량영양소를 채워줄 수 없는 시대가 되었다는 것이다.

미량영양소 중에서 비타민 B군이 부족하면 포도당의 대사가 일어나지 않는다. 비타민 B군이 부족하면 혈액 속의 포도당을 세포 안으로 전달할수 없고 설령 전달한다 해도 에너지로 바뀌지 않는다. 그래서 세포안에 들어가 에너지로 쓰여야 할 포도당이 혈액속에 머물게 되며, 당뇨환자는 많이 먹어도 금방 피곤을 느끼게 된다.

이런 상태에 있는 당뇨병 환자들이 육류와 껍질을 벗겨버린 흰쌀, 흰밀가루를 주식으로 하고 비타민, 미네랄의 공급원인 야채와 해초류, 과일 섭취를 소홀히 한다면 어떻게 될까? 에너지원으로 연소되지 못한 포도당은 혈관에 축적되고 혈액은 끈적해지고 혈관벽은 손상될 것이다. 이러한 과정이 반복적으로 일어나면서 말초에 있는 모세혈관들이 막히고 사라지면서 합병증도 한가지씩 늘어가는 것이다.

당뇨약 오래 먹으면
미량영양소가 고갈된다

현재 65세 이상 당뇨병 환자중 60~70%가 고혈압 환자다. 그러면 혈압약까지 2가지 약을 먹어야 하는데 대부분은 고지혈증약까지 추가되어 3가지가 기본이다.

노인 환자의 경우 한 번에 10가지 이상의 약을 먹는 경우도 허다하다.

혈압, 당뇨, 콜레스테롤 등의 수치가 위험 수위를 넘었다면 당연히 약을 써야 한다. 1900년대 초기만 해도 당뇨병 판정은 곧 사형선고 였다. 치료약도 없고 병에 대한 지식 정보가 부족하다 보니 그렇게 무섭게 인식되던 시절이 있었다. 그러니 사실 혈당을 낮추는 약이 있다는건 얼마나 다행한 일인지 모른다. 하지만 약은 최대한 단기간만 복용할수 있도록 환자의 의지와 지식이 총동원되어야 한다.

지금은 당뇨병에 대한 위험성과 기전이 다 밝혀져서 환자의 노력여하에 따라 얼마든지 관리가 되는 병이다. 그런데도 많은 환자들이 당뇨가 조절된다는 믿음으로 몇 년씩 혹은 평생 꼬박꼬박 약을 장복하는 경우가 대부분이다. 문제는 약을 장기간 복용하게 되면 체내 미량영양소를 고갈시켜 영양결핍으로 인한 또다른 질환을 야기하는 것이다.

약이 체내로 흡수되어 대사되는 과정에서 더 많은 해독을 위해 미량영양소를 소모할뿐 아니라 몸밖으로 영양소를 배출시키거나 합성을 방해하기 때문이다. 당뇨병을 소모성 질환이라고 부르는 이유가 바로 이런 것이다.

다음은 혈압, 당뇨, 콜레스테롤 수치를 낮추는 약의 종류와 부작용에 대한 내용이다.

● 당뇨약 부작용

당뇨병의 치료약은 크게 4가지로 혈당강하제, 혈당흡수억제제, 인슐린 저항개선제, 인슐린 주사 등이 있다.

혈당강하제를 제조한 제약회사가 '주의사항'으로 의사에게 알리는 설명서에는 메스꺼움, 구토, 이상한 행동, 혈전으로 말미암은 실명 등 30가지의 부작용이 나열되어 있다.

● 혈압약 부작용

혈압약의 종류는 많지만 크게 이뇨제와 교감신경억제제, 혈관확장제의 세 종류로 분류할 수 있다. 대표적인 부작용은 고지혈증, 고혈당, 고요산혈증, 저칼륨혈증 등이 있으며 가장 심각한 부작용은 이미 좁아져 있는 혈관을 더 수축시키는 것이다. 혈관의 직경이 반으로 줄어들 경우 혈류량은 무려 16분의 1로 줄어든다.

● 콜레스테롤약 부작용

콜레스테롤 수치를 낮추는 약의 90% 정도는 스타틴 계열의 약물이며 콜레스테롤과 중성 지방을 낮추는 효과가 뛰어나다. 하지만 간에서 정상적으로 콜레스테롤을 합성하는 과정을 방해하기 때문에 근육통, 쇠약, 피로, 기억력과 인지력 감퇴 등의 부작용이 있다. 약을 장복할 경우 인체는 필요한 콜레스테롤을 확보하기 위해 스스로 근육을 녹이는 횡문근융해증이 나타나기도 한다.

콜레스테롤 수치가 위험 수준이면 약을 써야겠지만 최대한 빨리 끊을 수 있도록 해야 한다. 장기간 사용할 경우 한 달에 한 번 정도는 간 수치를 체크해 보아야 한다.

예전에는 극비로 취급되었던 의약품에 관한 부작용을 요즘은 누구나 쉽게 알 수 있게 되었다. 제약회사는 의약품에 관한 부작용 정보를 공개하도록 의무화되었기 때문이다. 인터넷에 약품명과 회사명을 검색하면 바로 확인할 수 있다.

당뇨병 식이요법

당뇨병 환자 가운데 약은 잘 챙겨 먹지만 음식은 가리지 않고 자유롭게 먹는 환자들이 있는가 하면 약을 복용하지만 음식을 잘 가려서 스스로 식이요법을 챙기는 사람들도 있다.

50년 전 시금치 한 접시에 들어있는 영양소와 동일한 영양소를 얻기 위해서는 지금은 10접시를 먹어야 할 정도로 그 양이 감소되었다. 곡류도 도정, 세척, 가공 과정을 거치면서 비타민과 미네랄의 손실이 많은데 도정 과정에서만 무려 90%의 영양소가 소실된다.

예전에 비해 영양소가 턱없이 부족하지만, 그마저도 먹지 않으면 소화흡수, 에너지 생성, 배설 등의 대사가 제대로 이루어지지 않는다. 따라서 당뇨 환자들은 현미에 잡곡을 섞은 밥을 최대한 오래 씹어 췌장의 부담을 줄여야 한다. 단백질은 육류보다 생선, 달걀, 두부 등을 통하여 섭취하고 채소와 미역 다시마, 김 등 해조류와 과일을 곁들여 영양균형을 잘 맞추어야 한다.

소고기나 오리고기, 양고기 등의 단백질은 매일 먹어도 되지만 체중 1kg당 1g(운동을 많이 하거나 육체노동을 하는 경우 1.5g) 정도로 제한해야 한다.

당뇨병으로 인한 만성신부전증의 경우 크레아티닌 수치가 1.2mg/dL(정상 수치 0.7~1.4 mg/dL)를 넘어섰다면 동물성단백질은 체중 1kg당 0.6g 이하로 줄여야 한다.

이 같은 식이요법과 영양치료가 꾸준하게 병행되면 당뇨 합병증은 충분히 막아낼 수 있다. 만약 매끼 음식을 30분 이상 충분히 씹어서 분비된 침과 함께 삼키는 습관이 몸에 배이면 당뇨약과 인슐린주사도 서서히 끊게 된다.

당뇨 합병증에 필요한 영양치료 제품은 혈관과 신경 관리에 중점을 두고 '징코후'와 '레시틴골드'를 사용한다.

'징코후'는 혈관을 넓혀 혈액이 잘 통하도록 해주고 '레시틴골드'는 신경보호막을 회복·강화시켜 신경전달이 잘 되도록 해주는 제품이다. 현재 사용하고 있는 약과 건강식품으로 혈당이 잘 조절되고 있어도 이 2가지 제품은 꼭 병용해야 한다.

당뇨약과 혈압약 등 현재 복용하고 있는 약을 끊는 것을 목표로 한다면 '채움에이스'와 '스피센스골드', '레시틴골드' 등 3가지 제품을 권한다.

'채움에이스'에는 아연과 비타민 B군을 비롯한 각종 천연비타민과 미네랄이 함유돼 있다.

아연은 당뇨병의 3대 합병증에 직접적으로 관여하는 미네랄이다. 아연은 망막증, 당뇨병 신증, 말초신경장애를 일으키기 쉬운 기관인 눈, 신장, 근육, 뼈, 적혈구 등에 대량으로 존재하는 영양소이다. 당뇨병에 관한 아연의 효능이 알려진 것은 그리 오래되지 않았다. 당뇨병 환자가 급증함에 따라 췌장을 연구하고 인슐린을 연구하는 과정에서 그 중요성과 기능이 밝혀졌다.

아연은 인슐린의 구성성분이기 때문에 아연이 없으면 췌장에서 인슐린을 생성하지 못한다. 아연은 췌장의 인슐린 분비를 촉진하여 혈당을 적절하게 유지하고 인슐린이 췌장에서 흘러나가는 것도 막아준다.

'스피센스골드'에는 천연종합영양제로 불리는 '스피루리나'와 '마데카솔'과 '센시아'의 원료인 '병풀 추출물'이 함유돼 있다. '스피루리나에는 주요 영양소인 카로티노이드와 셀레늄을 비롯한 희귀 미네랄과 5대 필수 영양소, 49가지 각종 영양소가 함유되어 있다.

'병풀 추출물'은 오래 전부터 만성 정맥부전, 미세혈관 장애와 같은 정맥질환 및 상처 치료에 사용돼 왔다. 정맥의 탄력을 높여주고 모세혈관의 투과성을 정상화해 다리 부종과 무거운 느낌, 통증 등의 증상을 개선하는 효과가 뛰어나다.

소변에 단백뇨가 검출되거나 거품이 많이 보이면 신장 관리에 중점을 두고 '키토라인골드', '채움후', '스피센스골드' 등 3가지 제품을 권한다.

Part 5

Nutrient
Therapy
건강 칼럼

건강과 성공은 동반 관계다. 정말 그렇다. 건강 없이 성공을 논할 수도 없지만, 건강이 뒷받침되지 못한 사람의 성공은 오히려 불행을 초래하는 예가 더 많을 수 있기 때문이다. 주변 사람들 가운데 생활이 윤택해지고 나서 병을 얻거나 병으로 죽는 사람들을 종종 볼 수 있다. "한 끼에 고기 서너 근 정도는 거뜬하게 먹는다."라며 큰소리치는 사람일수록 더욱 그렇게 될 가능성이 높다.

01
약은 최단기간 최소 용량을 복용해야 한다

약은 위급한 상황일 때 그 역할이 매우 중요하다. 그러나 약은 최대한 빨리 끊을 수 있도록 할 수 있는 모든 방법을 동원해야 한다.

한 가지 약이라도 한 달 이상 사용해야 하거나 계속 먹을 수밖에 없다면 몸에서 빠져나가는 영양소를 보충해주고 혈관과 신경보호막(미엘란수초), 장점막이 손상되는 것을 막아주어야 한다. 점막은 위치에 따라 구강점막, 위점막, 코점막, 안점막, 기관지점막, 심장, 허파, 자궁점막, 남성, 여성 생식기 점막이 있다. 그리고 피부점막, 관절을 싸고 있는 점막, 뇌를 싸고 있는 점막도 있다. 인체는 이런 점막으로 보호되고 있다.

고혈압약 중 이뇨제는 소변 배출량을 늘려서 혈압을 떨어뜨리는데 이 과정에서 비타민 B1도 같이 빠져나간다. 따라서 이뇨제 성분이 들어있는 고혈압약을 먹고 있다면 반드시 비타민 B1을 보충해주어야 한다. 비타민 B1이 부족하면 혈액이 몸 곳곳에 충분히 전달되지 못해 몸이 붓거나 손발이 저리는 증상이 나타나게 된다.

베타차단제 계열의 혈압약은 수면유도 호르몬인 멜라토닌 부족을 일으켜 불면증을 일으킬 수 있으므로 코엔자임큐텐(세포 내 미토콘드리아(음식을 먹으면 소화돼 에너지 ATP를 만드는 곳)에 존재하는 일종의 효소)을 보충해주어야 한다.

당뇨병 치료제 메트포르민을 사용할 때는 비타민 B12를 보충해주어야 한다. 메트포르민은 신부전 환자에게도 사용할 정도로 부작용이 적고 혈당 조절 효과가 높지만, 메트포르민은 장腸 내부 표면 기능을 떨어뜨린다. 비타민 B12는 장 내부 표면에 있는 수용체에서 흡수되기 때문에 이곳에 이상이 생기면 체내로 충분히 흡수되지 못한다. 비타민 B12가 부족하면 감각신경과 운동신경에 이상이 생겨 손발 따끔거림, 팔다리 무력감이 나타나게 된다.

고지혈증약인 스타틴을 복용할 때는 코엔자임큐텐을 보충해주어야 한다. 스타틴을 사용하면 콜레스테롤 수치도 떨어지지만 코엔자임큐텐의 체내 합성도 억제되기 때문이다. 코엔자임큐텐이 부족해지면 신체 에너지를 가장 많이 소모하는 심장에 영향을 주므로 심장 근력이 떨어져 혈액을 뿜어내는 힘이 약해지고, 혈액 공급이 원활하게 이루어지지 않게 된다.

만성위염, 역류성식도염 등으로 제산제를 장복할 경우 비타민 B12를 충분히 보충해야 한다. 비타민 B12는 식물성식품에는 없고 동물성식품에만 함유되어 있지만 예외적으로 말린 김에는 들어있다.

항혈소판제와 항응고제를 장복해야 할 경우 소화기관 점막과 혈관 내벽 재생에 필요한 비타민A와 점액질이 풍부한 해조류(미역, 다시마)를 충분히 섭취해야 한다.

여기서 유의해야 할 점은 약에 의해 소실된 영양소나 약물에 의해 손상된 세포가 합성영양제 한두 가지 먹는다고 해서 해결될 수 있다고 생각한다면 큰 오산이라는 것이다.

합성화학 물질로 만든 종합비타민이나 미네랄 보충제는 속효성은 있지만 우리 몸은 그것을 이물질로 인지하기 때문인데, 현재 복용하고 있는 약에다 합성영양제의 부작용까지 더해지면 몸은 이중고를 겪게 된다.

02
합성비타민의 한계와 진실

오늘날 비타민 산업은 6대 제약회사가 장악하고 있다. 이들은 우리가 시중에서 볼 수 있는 합성비타민 원료의 97%를 생산하고 있다. 합성비타민 C는 사실 아스코르브산ascorbic acid이라는 물질인데, 오렌지 겉껍질의 성분과 거의 비슷하다. 미국에서 생산되는 아스코르브산의 90%는 호프만라로슈 제약 소유인 뉴저지의 너틀리 공장에서 생산된다.

그들은 옥수수 녹말과 옥수수당에 발효 과정을 거친 휘발성 산을 섞어 비타민 C를 생산한다. 합성비타민 E는 대부분 이스턴 코닥 공장에서 생산된다. 필름을 만들 때 유화 과정에서 생기는 부산물이 바로 비타민 E이기 때문이다. 이것이 정제 과정을 거쳐 각 제약회사로 팔려 나가는 것이다.

합성비타민과 천연비타민의 분자 구조를 전자현미경으로 들여다보 면 대단히 유사하다. 그러나 인체에 들어가면 전혀 다른 방식으로 우리 몸에 작용한다.

현재 시판되고 있는 비타민은 과일이나 야채에서 추출된 천연비타민, 그보다 훨씬 대량으로 공급되는 합성비타민, 그리고 화합물이 첨가된 이스트정제 이렇게 세 가지로 분류할 수 있다. 합성비타민과 이스트정 제는 FDA의 기준에 따라 천연비타민으로 표기되고 있지만, 실상은 합 성비타민이다.

자연에서 얻은 물질에는 합성물이 결코 모방할 수 없는 '생명력'이 있 다. 그리고 생명력이란 다른 성분과의 상승작용을 통해서만 얻어지므 로 합성물에서는 절대 찾아볼 수 없는 것이다.

노벨상 수상자인 얼베르트 센트죄르지Albert Szent-Gyorgyi는, 비타민 C가 결핍됐을 때 생기는 괴혈병을 치료하려면, 비타민 C 자체 인 아스코르브산만으로는 전혀 효과가 없으며, 음식물에 포함된 비타 민 C 성분의 완전한 모체가 있어야 한다는 사실을 밝혀냈다.

미국 자연치료 의료협회의 티모시 브랜틀리Timothy Brantley 박 사는 "실험실에서 만든 비타민 보충제는 자연 음식을 섭취할 때 얻는 혜택과는 상당한 거리가 있으며 신체를 딜레마에 빠뜨린다. 비타민은 단독이 아니라 한 팀으로 작용하기 때문"이라며 합성비타민의 한계를 지적했다.

03
미량영양소는 천연산물을 통해 섭취해야

미량영양소는 음식에서 섭취하는 것이 가장 좋은 방법이지만, 바쁘게 살아가는 현대인들에게는 결코 쉬운 일이 아니다.

가장 큰 문제는 탄수화물이다. 쌀과 밀은 많은 국가에서 주식으로 이용하고 있는 중요한 곡물인데, 비타민과 미네랄은 곡류의 껍질 부분에 담겨있기 때문이다.

쌀의 겉껍질만 벗겨낸 현미와 껍질을 완전히 벗겨낸 백미에 함유된 영양소를 비교해보면 현미에는 백미보다 비타민 B1과 비타민 E는 4배 이상, 비타민 B2는 2배, 지방·철·인은 2배 이상, 식이섬유는 3배가 들어있다. 통밀에는 비타민 B1, B2, B6, E, 폴리페놀, 아연, 칼륨 등이 골고루 함유돼 있다. 이처럼 미량영양소는 쌀, 보리, 밀 등 곡물의 껍질에 들어있기 때문에 껍질을 벗겨버리면 단순 탄수화물만 남게 된다.

탄수화물과 단백질, 지방은 어느 것 한 가지만 부족해도 건강을 유지할 수 없다. 하지만 3대 영양소가 에너지로 전환되고 몸의 구성 성분이 되려면 미량영양소 없이는 작용을 못 한다.

야채와 과일을 많이 먹으면 비타민과 미네랄 문제는 해결될 거라는 생각을 가진 사람들이 많을 것 같은데 그것으로는 부족하다. 현미, 보리, 밀, 수수, 콩, 팥, 율무, 좁쌀 등의 곡류를 섭취하지 않고서는 많은 양의 야채와 과일을 먹어도 그 양을 채울 수가 없기 때문이다.

미국 농무부USDA에서 1975년과 현재 채소와 과일의 영양가를 비교한 자료에 의하면 브로콜리의 칼슘과 비타민 A는 50%, 강냉이의 철분은 88% 감소하였고, 철분이나 마그네슘 같은 미네랄은 80% 이상 줄었다.

그뿐만 아니라 산지에서 채소와 과일을 포장하여 각 가정의 식탁에 오르기까지 또 많은 손실이 일어나게 된다.

건강하게 식단을 챙겨도 미량영양소의 필요량을 채울 수 없는 시대가 되었지만, 소득 수준이 높아지면서 다양한 먹거리가 등장하게 되어 쌀 소비량은 매년 더 감소하고 있다.

게다가 가벼운 한 끼 메뉴를 선호하는 사람이 늘어가고 쌀이 탄수화물 덩어리라는 오해와 편견을 가지게 되어, 심지어는 체중 감량을 위해 밥을 먹지 않고 단백질 위주의 식단을 고집하는 이들도 있다.

미량영양소 부족으로 탄수화물이 에너지로 전환되지 못하면 고지혈증, 고혈당, 비만을 일으키게 되고, 지방이 에너지로 전환되지 못하면 고지방, 고콜레스테롤, 동맥경화를 유발하게 된다. 그리고 단백질 대사가 잘 이루어지지 않으면 요소, 요산, 크레아티닌 등의 배출이 어려워지는데 그 영향은 간과 신장에 가장 많이 미친다.

04
성경은 예방의학의 고전

필자는 기독교인이다. 건강에 관한 다양한 책을 읽고 연구를 하면서 많은 부분을 배웠는데 이 중에서 가장 크게 영향을 받은 것이 성경

(BIBLE)이다.

먼저 독자들께 국민일보에 실린 이은일 고려대학교 의대 예방의학과 교수의 칼럼 요약본을 소개한다. '레위기는 위생과 보건을 가르친 첫 의서'라는 제목으로 게재되었던 내용이다.

인류는 질병과의 오랜 투쟁의 역사를 가지고 있으며, 질병과 죽음으로부터의 해방은 동서고금을 막론하고 모든 인류의 오래된 꿈이었다.

인체 해부학이 연구되고 항생제나 수술 기법이 발전되기 전까지 질병을 치료하는 방법은 약초 등의 식물을 이용하는 것이 최선이었고 질병을 예방하기 위한 환경보건의 중요성이 더 강조되었다.

나쁜 환경으로부터 질병이 옮겨진다는 개념은 고대 그리스 시대부터 있었다. 이때의 개념은 '장기설miasma theory'이라고 하여 나쁜 공기에 의해 질병이 걸린다고 생각하였다. 질병의 원인균, 매개동물들에 대한 의학적인 지식이 없었던 시대에 이런 장기설은 매우 설득력이 있었고, 이런 장기설에 입각해 공기가 잘 통하는 곳, 해가 잘 드는 곳이 좋은 곳이라고 인식하였다.

이런 장기설은 17세기까지도 지배적인 이론으로 작용하였다.

인류 역사상 질병을 예방하기 위한 환경 위생과 보건을 강조하는 최초의 체계적이고 대규모적인 저서는 『성경』의 '레위기'다. 모세의 저작으로 알려진 이 책은 집단생활을 하는 이스라엘 백성들이 위생적으로 살 수 있도록 자세하게 그 방법이 기록되어 있다.

상하기 쉬운 돼지고기나 오징어 등의 연체류, 죽은 동물 등의 섭취를 금하고 물로 씻을 것을 강조하고 있다. 또한 전염병이 우려될 때는 집단과 격리할 것을 명령하고 있다. 먹고 마시고 배설물을 처리하고, 물로 씻는 등의 위생 처리에 대한 성경의 체계적인 기록은 영적인 것과 육체적인 것이 나누어진 것이 아니라는 것을 잘 나타내고 있다.

또한, 전염병이 우려될 때는 집단과 격리할 것을 명령한다. 그러나 인류 역사는 전염병의 역사라고 할 정도로 전염병의 창궐이 계속되었다. 위생 처리를 제대로 하지 못함으로써 14세기는 페스트가 대유행하여 유럽 인구의 4분의 1에 해당되는 2500만 명의 사망자가 발생하였고 한센병(나병)도 13세기까지 정점으로 치달았다.

만일 그 당시의 의사들이 구약 성경 레위기를 읽었더라면 많은 목숨을 구할 수 있었을 것이다. 레위기 14장 말씀은 바로 앞에 나오는 13장의 말씀과 서로 짝을 이루는 말씀이다. 레위기 13장 말씀은 사람의 몸에 나타나는 악한 전염성 피부병과 사람의 옷에 발생하는 악성 곰팡이를 진단하고 처리하는 과정을 보여주고 있다. 이어서 나오는 레위기 14장 말씀은 악한 전염성 피부병으로 부정하게 된 사람과 악성 곰팡이로 부정하게 된 집이 어떤 과정을 통해서 정결하게 되는지를 설명하고 있다. 다시 말해 레위기 13장이 부정함을 분별하는 기준을 말씀하고 있다면, 레위기 14장은 정결하게 되는 절차를 말하고 있다.

문둥병 등 전염병자를 격리해 성경의 지시대로 따랐던 유대인들은 숱한 전염병에서 보호받을 수 있었다. 그동안 성경에서는 믿지 않거나 성경의 필요한 부분만 믿고 나머지는 믿지 않는 사람들은 전염병에 걸려 고생하다 죽는 것을 운명처럼 받아들여야 했다. 이것들은 작은 예를 든 것이지만 이 외에도 당시 사람들로는 생각지도 못했던 지혜를 성경은 말하고 있다.

우리가 이런 지식을 갖게 된 것은 파스퇴르와 코흐라는 과학자들이 나오고 현미경이 발견된 이후였다. 그러나 성경에서는 파스퇴르가 태어나기 3500년 전에 이러한 사실을 가르쳐주고 있다. 그나마 프랑스의 화학자 루이 파스퇴르가 세균을 발견하여 모든 질병의 원인이 세균에 있다고 주장한 데에 따라 현대의학이 자리 잡게 된 근거가 이루어진다.

파스퇴르와 코흐 등에 의해 전염병 가운데 많은 것이 병원성 박테리아(병원균)에 의해 생긴다는 것이 확인되고 20세기 들어서는 세균 이외에 바이러스와 곰팡이, 리케차 등도 전염병의 원인이라는 사실이 밝혀지면서 인류는 전염병 퇴치에 자신감을 갖게 되었다.

특히 미생물 병원설(病原說)이 확립된 1880년대 이래 여러 가지 항독소와 예방백신이 개발되고 1940년대부터는 페니실린과 스트렙토마이신 등 각종 전염병에 특효를 나타내는 여러 항생제가 생산되면서 1969년 윌리엄 스튜어트 미국 공중위생국장은 "전염병은 이제 대부분 끝이 보인다"라고 선언했다.

이에 이 시대의 의사들과 일반인들의 관심은 암, 심장병, 당뇨병 등 만성질환으로 옮겨졌고 전염병은 눈길을 끌지 못하게 되었다. 그러나 1980년 무렵 C형 간염, 에볼라 출혈열, 에이즈 등 감염력 높고 치명적이기까지 한 30여 종의 전염병이 새로 발견되었다.

이와 함께 말라리아와 결핵 같은 '후진국형 전염병'이 최근 선진국에서조차 다시 기승을 부릴 채비를 하고 있다. 더욱 당황스러운 일은 항생제에 내성을 갖춘 새로운 균주들이 나타나고 있는 점인데 대표적인 것이 1993년 방글라데시에서 발생한 새로운 콜레라(O-139)와 유럽과 일본 열도에 휘몰아쳤던 병원성 대장균(O-157)이다. 게다가 세계보건 기구WHO는 고혈압, 당뇨 등 만성질환으로 숨지는 사람이 2020년에 전세계적으로 4400만 명에 이를 것이라 전망했다.

이제는 예방의학으로 가야 한다. 다시 말하지만, 성경의 레위기는 질병 전염의 근원부터 차단하는 예방적 치유와 격리 수용이라는 의학적 처방을 내려주었다. 그리고 암을 비롯한 만성병, 난치병의 의학적 처방은 성경 창세기 1장 29절에서 볼 수 있다.

"하나님이 가라사대 내가 온 지면의 씨 맺는 모든 채소와 씨가진 열매 맺는 모든 나무를 너희에게 주노니 너희 식물이 되리라"

우리는 하나님이 명하신 먹거리 중에서 특히 '씨 맺는 모든 채소'와 '씨가진 열매'에 대해 주목해야 한다. 성경은 예방의학의 최고의 지침서이다.

이 씨에는 우리가 상상할 수 없는 놀라운 기능을 가진 성분들이 들어 있기 때문이다. 모든 씨앗들의 씨눈(배아) 속에는 비타민 B그룹과 비타민 C, 비타민 E, F, P, 각종 미네랄, 리놀산, 섬유질 등이 다채롭게 함유되어 있다.

현미, 보리, 밀, 수수, 콩, 팥, 율무, 좁쌀 등 모든 곡류와 과일의 씨 속에는 각종 미량영양소뿐만 아니라 놀랍게도 인체 내에서 분해되면 청산HCN, 벤즈알데하이드Benzaldehyde라는 두 개의 포도당Glucose으로 분해되는 '아미그달린'이라고 하는 맹독성 물질이 들어 있다.

아미그달린 성분이 들어있는 씨앗의 대표적인 것은 살구, 매실, 자두, 복숭아, 사과 등이다. 청산HCN은 원래 청산가리(싸이나)의 원료 물질로 사용되고 있다. 이에 얼핏 생각하면 씨앗을 먹으면 사람이 죽을 것같이 생각되지만 그럴 위험은 전혀 없다. 왜냐하면 '아미그달린'은 아무렇게나 자유롭게 분해가 되는 것이 아니라 반드시 이 물질을 분해할 수 있는 효소가 있어야 하기 때문이다.

그 효소는 '베타글루코시다제'라는 효소인데 이 효소는 산소 없이 살아가는 암세포나 이상 세포, 병든 세포, 노화된 세포 등이 분비하는 효소라는 사실에 놀라지 않을 수 없다. 특히 암은 다른 조직에 비해 100배나 많은 베타글루코시다제로 둘러싸여 있다. 아미그달린이 함유된 곡류나 과일의 씨앗을 많이 먹어도 암세포나 이상 세포, 병든 세포, 노화된 세포 외에는 전혀 작용하지 않는다.

05
암을 이기는 아미그달린(비타민 B17)

미국의 다큐멘터리 작가 G. 에드워드 그리핀은 "암 치료법을 비타민에서 찾는다면, 암을 정복할 수 있는 것은 물론 현재의 거대한 암 산업이 단번에 재편될 수 있다"라고 주장한다. 그는 『암 없는 세상』이란 책에서 제약 카르텔의 상업적 이익을 보호하기 위해 의료과학이 어떻게 휘둘려 왔는지를, 그리고 암 치료 세계의 장막 뒤에 감춰진 음모와 진실을 낱낱이 밝혀주고 있다. 저자는 비타민의 항암 효능에 대해 연구

해온 의학자들의 이야기를 통해서 암 치료의 실마리를 찾아간다.

그들은 암도 비타민 B1 결핍에 의해 발생하는 괴혈병이나 비타민 B3 부족에 의해 발생하는 펠라그라같이 미량영양소 결핍에 의한 것이라고 주장한다.

그들이 말하는 영양소가 바로 앞장에서 살펴본 아미그달린인 것이다. 비타민 B17은 아미그달린의 다른 이름인데 암 치료를 위해 이 영양소를 치료제로 개발한 물질이 '레이어트릴Laetril'이다. 레이어트릴은 살구·복숭아 등의 씨에서 추출한 비타민 B17 성분을 농축하여 정맥 주사용으로 만든 항암 치료제를 말한다. 살구씨는 오래전부터 종양 억제에 효과가 있는 민간요법으로 전해져 왔으며, 1940년대부터 암 치료제로 사용되었다. 그러나 미국 FDA에서는 레이어트릴의 제조와 판매를 금지하고 있으며 심지어는 아미그달린이 들어있는 식품을 먹지 못하도록 규제하고 있다. 그 후 한국 식품의약품안전처에서도 살구씨, 복숭아씨 등은 식품 원료로 사용을 금하고 있다. 살구씨나 복숭아씨에 독성이 있기 때문이라는 것이다.

그러나 이 씨앗들은 이미 수천 년 전부터 사용되어 왔으며 아직까지 아미그달린이 들어있는 살구, 매실, 자두, 사과, 복숭아씨를 먹고 사람이 죽었다는 기록은 동서고금 어디에서도 그 예를 찾아볼 수가 없다.

아미그달린은 아무렇게나 분해가 되는 것이 아니라 반드시 베타글루코시다제라는 분해효소가 있어야 하며, 살구씨를 먹어도 암세포나 이상 세포, 병든 세포, 노화된 세포 외에는 전혀 작용하지 않는다.

뉴멕시코에 사는 타오스족인 프에블로 인디언들은 아미그달린이 풍부한 음식물을 오랫동안 섭취해왔던 것으로 밝혀졌다. 프에블로에 관한 논문을 여러 편 썼던 로버트 휴스턴은 암 예방에 관해 조사하고 있을 때 그들로부터 어떤 레시피(조리법)를 받았다. 그 레시피에는 우유 한 잔이나 주스 한 잔에 벌꿀 한 스푼, 그리고 7그램 정도의 잘게 부순 살구씨를 섞는다고 적혀 있었다.

그 음료는 무척 맛이 있어 매일 마시고 있다고 휴스턴은 기록하고 있다. 1952년 미국의 생화학자 에른스트 T-크레브스 주니어 박사 연구팀도 아미그달린에 암세포를 파괴하는 시안화물이 함유되어 있어 강력한 살암 능력을 지니고 있음을 발견했다. 그리고 그들은 4만 명 이상의 환자에게 고단위 아미그달린을 처방했으나 시안화물에 중독된 환자는 단 한 명도 없었다고 한다.

『암 없는 세상』에는 미국의 유명한 배우인 레드 버튼즈의 아내 앨리샤가 레이어트릴 덕분에 생명을 구한 예를 설명하고 있다. 앨리샤는 23년이 지나서도 건강하게 살고 있음이 확인되었다. 그 밖에도 림프종에서 발병하는 암 중의 하나인 '호지킨병'을 얻은 28세의 캐롤 벤시우스가 레이어트릴 요법을 적용한 지 3일 만에 통증이 사라진 예를 밝혀주고 있고, 데일 대너 박사도 양쪽 폐에 상피성 암과 다리에 2차 종양으로 보이는 덩어리가 발견됐는데 레이어트릴 치료 덕분에 3개월 후 일터로 돌아가는 예를 설명해주고 있다.

레이어트릴 요법을 다룬 또 한 권의 책이 있다. 『살아있다는 것이 중요하다』라는 제목의 이 책은 필립 빈젤 박사가 한 재판에 참여하는 사연으로 시작된다. 미국 FDA가 암 치료에 사용되고 있는 레이어트릴이 미국에 반입되는 것을 막으려고 연방법원에 소송을 낸 것이다.

레이어트릴을 적극적으로 암환자에게 적용하고 있던 저자가 법정 진술 의사로 참여하게 되었다. 우스운 사실은 FDA에서 선정한 변호사가 레이어트릴이 유해하다고 소송을 걸었는데, 그 유해함의 대상이 문제였다. 환자가 아닌 정부에 유해하다는 것이다. 그러자 기가 막힌 판사가 변호사에게 묻는다.

"도대체 왜 레이어트릴이 정부에 유해하단 거요?"
"정부가 통제력을 잃게 되기 때문입니다. 재판장님!"
이 말에 화가 난 판사는 판사 봉을 세게 내리쳤다.
"이 소송을 기각합니다!"

이 책에서는 살구씨에 관해 진행된 우리나라의 다양한 논문과 특허 기술에 대해서도 볼 수 있다. 살구 추출 아미그달린의 인간 위암세포에 대한 항암효과 논문은 아미그달린이 SNU668 위암세포에서 세포자멸 효과를 일으키는지를 조사하였다. 그에 대한 결과를 보면 아미그달린이 위암 치료의 중요한 수단으로 사용될 수 있는 가능성을 보여준다.

대장암 세포에서의 세포자멸사 유발효과 논문도 흥미롭다. 이 책에는 빈젤 박사의 치료로 새로운 삶을 얻게 된 환자들의 이야기가 담겨 있다. 그 사람들에게 '살아 있다는 게 중요하다'는 제목은 큰 의미로 다가올 것이다. 두 번째 의미는 레이어트릴이 가지고 있다.

암 환자를 치료하는 데 쓰이는 레이어트릴은 수많은 논란 끝에 인정을 받아 사용되고 있다. 마지막으로 빈젤 박사는 의료계의 기득권층이 무차별적으로 가한 방해 공작을 이겨냈다.

필립 빈젤 박사는 "나는 주 의료위원회를 기쁘게 할 마음이 없다. 나는 환자들을 기쁘게 할 뿐이다. 그리고 나는 내가 사용하는 영양요법이 암 환자들의 삶을 풍요롭게 한다는 것을 알고 있다. 나는 내가 알고 있는 것을 실천해야 할 의무가 있다."라고 집행관에게 말했다.

그러면 왜 정통 의학에서는 레이어트릴을 항암제로 인정하지 않으려는 것일까? 『암 없는 세상』의 저자 에드워드 그리핀은 이 질문에 대해 "답이 과학이 아니라 정치에 있다"라고 주장한다. 즉, 제약 산업과 의료계를 지배하는 보이지 않는 권력이 작용한다는 것이다.

암 치료법이 한낱 과일 씨 추출물에서 발견되었다는 것을 암 치료법 연구만을 위해 존재하는 연구소 실험실이나 정부 지원금을 받는 사람들, 암 치료제를 개발하는 제약 회사들의 입장에서는 받아들일 수 없을 것이다. 암 관련 연구소에서 일하는 사람들이 삽시간에 일자리를 잃게 될 것이기 때문이다.

06
하나님이 인류에게 정해준 먹거리

성경 창세기 1장 27절에는 "하나님이 자기 형상 곧 하나님의 형상대로 사람을 창조하시고"라고 기록되어 있다. 창세기 2장 7절에는 인간을 흙으로 창조하셨음을 말하고 있는데, 실제로 인체를 구성하는 수

십 가지 원소와 흙을 구성하는 원소는 거의 일치한다. 그리고 창세기 1장 29절에는 "하나님이 가라사대 내가 온 지면의 씨 맺는 모든 채소와 씨가진 열매 맺는 모든 나무를 너희에게 주노니 너희 식물이 되리라"고 말씀하셨다.

하나님께서는 흙에서 각종 영양분을 흡수하여 자라는 곡식, 과일, 채소를 인간의 일차적 식량으로 정한 것이다. 과일과 채소에는 베타카로틴, 셀레늄 등 항암·항산화 성분이 다량 함유되어 있다. 하지만 그것은 하나님이 정해주신 규례와 법도에 따라 농사를 지었을 때만 해당한다. 땅도 휴식이 필요한데 휴식은커녕 채소와 과일을 더 빨리, 더 크게 키우기 위해 화학비료를 사용하고 수확이 끝나자마자 다른 작물을 심는 토양에 양분이 남아 있을 리가 없다. 그런 토양에서 자란 식물에 항암·항산화 성분은 물론 여러 영양소의 함량이 부족한건 당연한 일이다.

레위기 25장 3~5절에는 "너는 육 년 동안 그 포도원을 다스려 그 열매를 거둘 것이나 제칠 년에는 땅으로 쉬어 안식하게 할지니 여호와께 대한 안식이라. 너는 그 밭에 파종하거나 포도원을 다스리지 말며 너의 곡물의 스스로 난 것을 거두지 말라. 이는 땅의 안식년임이니라"라는 말씀이 기록되어 있다. 지구상에는 숱한 종교들이 있고 종교마다 나름대로의 경전이 있지만, 성경처럼 가장 영적인 동시에 가장 현실적인 내용이 담겨 있는 경전은 없다.

성경은 사람이 엿새 동안 열심히 일하고 칠일째 안식할 것을 말하고 있을 뿐 아니라, 토지의 안식에 대해서도 가르치고 있다.

안식년을 제정한 이유는 사람에게 휴식이 필요한 것처럼 땅도 휴식이 필요하다는 것을 가르치기 위해서다. 이는 농토를 일정 기간 놀려서 지력(地力)을 높여야 제대로 된 식물을 얻을수 있기 때문이다.

안식년에 대한 규례를 지켜 순종했더라면 식물에 함유된 여러 영양소가 오늘날처럼 고갈되지는 않았을 것이다. 50년 전 시금치 한 접시에 들어있는 영양소와 동일한 영양소를 얻기 위해서는 지금은 10접시를 먹어야 할 정도로 그 양이 감소됐다.

땅을 놀리지 않으려면 객토(客土)를 하거나 퇴비를 사용해야 그나마 지력을 보충할수 있는데, 산업화와 농촌의 인력부족으로 이 원칙이 무너져버렸다.

그뿐 아니라 우리나라의 경우 단위면적당 화학비료와 농약 사용량이 세계에서 가장 많아 그로 인한 피해가 얼마나 심각한지 모른다. 화학비료와 농약은 그나마 부족한 영양소까지 파괴하고 인체를 교란시키는 많은 문제를 일으킨다.

현재 우리가 사용하고 있는 농약은 제2차 세계대전 때 독일의 히틀러가 유대인들을 학살하기 위해 사용했던 신경가스 독약을 벌레들을 죽이기 위해 재개발한 것이다. 농산물에 사용되는 농약 종류는 천여 가지로 살충제, 제초제 등으로 구분되는데, 대부분 발암물질 또는 환경호르몬을 포함한다. 초기 농약은 살충제가 대부분이었지만, 이제는 제초제가 많은 부분을 차지하고 있다. 농가에서는 인건비의 상승으로 풀을 뽑지 않고, 제초제를 살포해 풀을 죽이고 있다. 그런데 제초제를 뿌리면 풀만 죽는 것이 아니라, 토양에 있어야 할 미생물까지 죽게 돼 토양생태계를 완전히 파괴하게 된다.

그 어느 때보다 분별 있는 식생활이 요구되는 시대가 온 것이다.

창세기 9장 3절에는 육식에 대한 기록이 나와 있다. 노아의 홍수 이후 자연조건의 변화로 인해 육식이 허용되었지만 모든 동물을 다 허용한 것은 아니라는 데 주목할 필요가 있다. 단지 소와 양과 염소만 허용됐고, 그중에서도 피와 기름(지방)을 제거하고 먹으라고 되어 있다.

혈관이 좁아지거나 막히고 세포막이 굳어져 세포에 산소와 영양 공급이 줄어들거나 끊어지는 이유는 성경에서 금한 기름과 식용에서 제외한 동물들 때문이다.

그뿐 아니라 하나님께서 식용으로 허락하신 동물들조차도 건강에 위해를 끼치는 신경안정제, 성장촉진제, 항생제 등의 화학물질로 찌들어 있다.

07
유전자는 모두 부모로부터 물려받는다

신체의 발달과 기능을 지배하는 염색체에 존재하는 유전자들은 모두 부모로부터 물려받게 된다. 염색체는 부모 양쪽으로부터 유전된 것이므로 같은 질병을 앓게 되는 것은 그리 놀라운 일이 아니다. 유전자를 물려받았다고 해서 전부 똑같은 질병에 걸리는 것은 아니지만, 유전자를 지니지 않은 사람들과 비교한다면 병에 걸릴 확률은 높을 수밖에 없다.

유전자를 병들게 하는 원인을 크게 네 가지로 나누어 볼 수 있다. 스트레스와 과로, 운동부족, 인체에 맞지 않는 음식이다. 이 네 가지 요소가 같이 누적되어 병이 생기게 되는데, 그중에서도 가장 핵심이 되는 것은 음식이다. 음식은 하루도 빠지지 않고 섭취해야 하며 그것으로 우리 몸이 만들어지기 때문이다.

그러므로 올바른 식습관을 실천하여 건강의 씨앗을 심으면 분명 건강의 열매를 맺게 될 것이고, 그것은 자신뿐 아니라 후손들에게도 건강과 그에 따르는 좋은 유산들을 물려주게 될 것이다. 그러나 반대로 나쁜 식습관을 바꾸지 못해 불건강의 씨앗을 심는다면 자신도 망가질 뿐 아니라, 후손에게도 불건강의 결과는 계속 이어질 것이다.

2002년 7월 초, 조선일보 사회면에 희귀병을 앓는 아들을 아버지가 목 졸라 죽이고 자수했다는 내용이 실렸다. 유전성 뇌질환으로 하반신이 마비된 아버지 김 모 씨(당시 59세)는 막내아들(27세)이 같은 질병을 앓았었는데, 남편과 자식을 동시에 뒷바라지하는 어머니에게 더는 짐이 되기 싫다며 아들이 아버지에게 자신을 죽여 달라고 애원한 것이다. 김 씨 부부는 20대에 만나 결혼해서 아들 둘과 딸 하나를 두었는데, 남편이 중년에 접어들면서 시력을 잃었고, 걷지도 못하게 되었다.

병명은 나이가 들면서 서서히 병세가 심해지는 희귀 난치성 뇌질환인 '소뇌위축성 실조증'이었다. 이 병은 돌연변이 유전자로 인해 생기며 소뇌가 오그라들어 하반신이 마비되는 질병이다.

10년이 지나 유전병 연구를 하는 아주대 의대 김현주 명예교수가 그 집을 찾아갔을 때 이미 아버지는 세상을 떠났고 그 사이 같은 증세가 나타난 딸도 세상을 떠났다는 소식을 어머니에게서 듣게 된다. 그뿐만

아니라 딸이 낳은 자식 두 명 중 한 명은 4세 때 동일한 병으로 사망했고,

또 다른 한 아이는 현재 중증 장애인이 되었다. 첫째 아들도 나이가 들자 똑같은 증세가 나타나 시력을 잃게 되었고 하반신을 못 쓰게 되었다. 20대에는 아무런 증세가 없어 결혼을 했고, 결혼 후 자식 둘을 낳았으나 자녀 둘은 조기에 발병하여 하늘나라로 가면서 김씨 집안에서 지난 10년 동안 3대에 걸쳐 유전병으로 여섯 명이 사망했다.

100세 시대를 넘어 120세 시대를 향하고 있지만 건강하게 오래 사는 것이 결코 쉽지 않은 시대를 우리가 살아가고 있다.

현대의학에서 만성질환은 유전자를 치료해야 낫는다는 사실을 알게 된 것은 불과 얼마 전의 일이다. 지금까지 현대의학은 유전자를 바꾸는 치료 개념이 없었다. 단지 그 유전자가 변질되었기 때문에 일어나는 증상을 치료해 왔을 뿐이다. 향후 수년 내 의학의 급진적인 변화를 예상하고 있으며, 그 가운데 '유전자요법'도 곧 시행될 것으로 내다보고 있다.

그러나 현대의학의 유전자요법은 유전자를 정상상태로 회복시키는 근본적인 방법이 아니고, 환자의 상한 유전자 대신 건강한 사람의 건강한 유전자를 이식하는 방법이다. 종래 백혈병 치료를 위해 골수를 이식하는 것과 같은 맥락으로 건강한 사람의 골수를 빼내어 백혈병 환자의 골수에 이식을 하는 것과 같은 방법이다. 이식 과정도 쉽지 않지만, 이식에 성공해도 그전의 식습관이나 생활습관을 그대로 이어가면 얼마 지나지 않아 유전자는 다시 변질될 수밖에 없다는 사실을 유념해야 한다.

08
세계 최고의 유전자를 가진 민족

"이웃에 사는 누구누구는 무엇을 먹고 병이 나았다더라", "나는 이렇게 해서 병이 다 나았다" 등등 수없이 쏟아지는 정보 중에는 꼭 필요한 정보보다 사람을 혼란스럽게 하는 것들이 더 많다.

그러나 만성질환은 변질된 유전자가 정상상태로 바뀌어야만 근치될 수 있는 병이기 때문에 아무리 특출한 비방이라도 그 효과는 극히 일시적이고 제한적일 수밖에 없다.

필자는 지구촌에서 암을 비롯한 만성병의 발병률이 가장 낮은 한 민족을 모델로 선정하여, 건강한 삶을 누리는 그들의 식생활을 살펴보면 많은 도움을 얻을 수 있을 거라는 생각이 들었다.

지금부터 소개하는 모델을 통해 각자 나름대로 좋은 점은 받아들이고, 보완해야 할 부분을 보완하여 적용해 나간다면 건강 문제뿐만 아니라 삶의 질도 한 차원 더 높일 수 있을 것이다.

역할 모델로 선정한 민족은 유대인이다. 파키스탄의 훈자부족과 일본인에 대해서도 검토했는데, 먼저 일본이 세계 최장수국 대열에 끼어 있지만, 병원에서 지내는 장수 인구가 많은 것으로도 유명하여 제외했다.

살구를 많이 먹는 것으로 유명한 훈자인들 또한 암 환자와 기타 질병에 있어서도 발병률이 낮다는 점은 인정됐지만, 단지 오래 산다는 것 외에는 별로 내세울 만한 점이 없었다. 훈자의 장수 노인들에게 공통된 특징은 심장과 폐가 튼튼하고 만성병을 가지고 있는 사람들이 거의 없다는 것과 살구를 말려 일 년 내내 먹는다는 것이다.

유대인을 선정한 이유는 건강 문제가 첫 번째였지만 그들의 생활을 관찰하면서 그 외에도 본받을 만한 좋은 점을 많이 발견했기 때문이다.

유대인들이 현재 미국을 위시하여 전 세계 여러 나라에 미치는 영향력이 어느 정도인지, 그리고 세계적으로 명성 있는 인물들을 얼마나 많이 배출했으며, 현재뿐 아니라 향후에도 그들의 삶이 지속적로 이어질 수 있을는지에 대해서도 생각해 보고, 연구하는 시간을 가졌으면 한다.

『혼자 사는 민족: 집단 혁명전략으로서의 유대종교』란 책을 쓴 '케빈 맥도널드'라는 안티세미티즘(반유대주의) 학자는 이 책에서 일반 백인들의 지능지수(IQ)가 평균 103인데 비해 유대인들은 117이라고 주장했다.

그가 이런 주장을 펴는 이유는 유대인을 칭찬하기 위함이 아니고 유대인이 그만큼 위험한 민족이라는 논리를 펴기 위해서였다. 세계 여러 민족들의 견제와 미움과 조롱을 받고 살아왔던 그들은 환경적인 스트레스도 크지만 엄격한 식생활에 대한 스트레스도 많았을 것이다.

그들은 먹을 것과 먹어서는 안 될 것을 분명히 구분하는데, 돼지고기나 소시지, 햄, 그리고 오징어와 낙지같이 비늘이 없는 것은 먹지 않는다.

또한 조개, 굴, 새우도 먹지 않는다. 모든 것을 성경의 말씀에 따라 철저하게 정한 것과 부정한 것, 거룩한 것으로 나누어 정한 음식만 섭취할 뿐 아니라, 심지어 음식을 담는 그릇도 지정된 그릇에만 담아 먹는다.

소고기와 유제품은 먹지만 같이 먹지는 않는다. 소고기라 하더라도 우유의 단백질로 만든 치즈와는 절대 같이 먹을 수 없다는 것이다. 피자는 생각도 못 한다. 피자에는 햄, 소시지 등과 함께 치즈가 들어가기 때문이다. 생선도 비늘과 지느러미가 없는 것은 먹지 않는다.

이스라엘의 국적기인 엘 알EL-AR 항공기를 타보면, 다른 나라의 항공기에서는 볼 수 없는 특별한 광경을 목격할 수 있다. 기내식이 나올 때마다 유대교도의 식품 검열관이 승객들에게 제공되는 기내 음식에 율법에 어긋나는 첨가물이 들어 있지 않은지, 혹 승객들이 개인적으로 율법을 범하는 음식물을 반입하지 않았는지를 기내의 비좁은 통로를 돌며 점검한다.

첨단과학의 총아인 항공기 내에서 여전히 수천 년 전의 옛 식사법을 고집하는 그들을 힐난하는 말을 쏟아 붓는 사람이 있을 정도로, 불과 얼마 전만 해도 그 독특한 먹거리 문화에 대해 제대로 이해하지 못했다.

그러나 지금은 다르다. 예전에는 많은 학자들 심지어 성직자들까지도 그들의 식생활에 대한 비판의 목소리를 높였지만, 이제는 오히려 "그들의 음식문화가 세계인의 표준으로 자리를 잡아가고 있다."라는 말이 나올 정도로 변화되었다.

체구는 크지 않지만 그들의 우수한 두뇌와 건강한 몸은 철저한 율법 주의자들이었기 때문에 가능한 것으로 더욱 율법의 완전성을 보여준다고 말할 수 있다.

성경 출애굽기 15장 26절에서는 "내 계명에 귀를 기울이며 내 모든 규례를 지키면 내가 애굽 사람에게 내린 모든 질병의 하나도 너희에게 내리지 아니하리니 나는 너희를 치료하는 여호와임이니라"라고 말씀하셨고, 성경 신명기 28장 1~14절에서는 말씀(율례와 계명)을 지켜 행할 때 하나님께서 사람들에게 내리실 복에 대하여 약속하셨으며, 신명기 28장 1절에서는 세계 모든 민족 위에 뛰어나게 해주신다는 것과, 4절에 자녀들과 토지의 소산과 사육하는 짐승과 그 새끼에게도 복을 주신다는 것과, 8절에서는 손으로 하는 모든 일을 축복해 주신다는 것과, 12절에서는 많은 민족에게 꾸어줄지라도 꾸지 않게 해 주실 거라는 것과, 13절에서는 머리가 되고 꼬리가 되지 않게 하시며 위에만 있고 아래에 있지 않게 해 주시겠다고 약속하셨다.

그리고 마지막 14절에서 하나님의 말씀은 좌로나 우로나 치우치지 아니하고, 다른 신을 섬기지 아니할 때 이러한 복을 내릴 것이라고 한 이 두 말씀은 그들의 건강과 성공을 성취하게 한 약속의 말씀인 것이다.

그들 중에는 율법의 진정한 의미를 깨닫고 순종하기보다, 단지 계약 개념으로 그 율법을 지켜왔던 사람들이 더 많았을 것 같다. 그렇더라도 결과는 어떤가? 수천 년 동안 잠시도 편안하게 살아보지 못했던 그들이지만 하나님께서 약속하신 그 축복들을 풍성히 받아 누리고 있다. 우수한 두뇌와 열심히 일할 수 있는 체력, 그 두 가지의 조건을 다 갖추고 있는 유대인은 우리가 본받을 만한 모델로 충분한 자격을 갖추고 있다는 생각이 든다.

한국인을 동양의 유대인이라고 부르는 사람들도 있다고 한다. 머리가 좋고 교육열이 높으며 열심히 일한다는 것을 비유해서 일컫는 말일 것이다. 아직은 아니지만, 우리 한국인들이 유대인들을 앞지를 수 있는 잠재된 능력은 무한하다고 생각한다. 더욱이 크리스천이라면 그 가능성은 더 높다고 할 것이다. 성경의 반쪽(구약)만 아는 자들과 성경 전체를 아는 자들이 어찌 같을 수 있을까?

09
성경 교육의 절대성

우리는 성경 말씀을 제대로 이해하지 못한 결과로 소중한 것들을 너무 많이 잃어버리지 않았는지 점검해 보아야 한다. 특히 신약성경 디모데 전서 4장 4절, 5절 말씀을 보면 어떤 음식이든 감사함으로 받으면 버릴 것이 없다는 말씀이 기록되어 있다.

이를 근거로 우리는 이 말씀에서 음식보다 마음의 생각이 더욱 중요하다는 것을 가르쳐 주려는 예수님의 의도를 바로 깨달아야 한다. 무엇을 먹느냐도 중요하지만, 어떻게 먹느냐가 더 중요하다는 사실을 지적하신 것이다. 이는 결코 율법 폐기를 주장한 말씀이 아닌 것이다.

음식에 관한 규례는 성경에 있는 것이지만, 그 외에도 613개나 되는 율법을 만들어 지키면서 정작 자신들의 내면의 부정에 대해서는 관심을 보이지 않는 당시의 바리새인들을 지적하신 것이다. 결코, 율법을 폐한다는 말씀이 아닌 것이다. 정·부정에 관한 규정이 그 정신을 잃어버리고 껍데기만 남게 되면 신앙의 참된 힘은 상실된다. 하나님이 원하시는 것은 깨끗한 손과 정결한 마음이지 어떤 형식이나 외적인 절차가 아닌 것이다.

오히려 신약에는 구약의 율법을 완전케 하려 함이라고 분명히 기록되어 있음을 볼 수 있다. 마태복음 5장 17~18절에 따르면 하나님은 인간의 진정한 행복을 위해 먹는 것을 자신의 통제하에 두신 것이다. 그것은 스스로 절제할 수 없는 인간의 한계를 잘 알고 계셨기 때문이다.

모두가 다 그렇지는 않지만 유대인들과 크리스천들의 공통점 하나를 지적한다면 양쪽 다 극단으로 치우쳐 있는 모습이 아닌가 싶다. 유대인들은 하나님의 은혜보다는 율법을 지킴으로 자신의 의를 드러내고 싶어 하는 심리와 두려움으로 지켜나가는 모습인 반면, 크리스천들은 예수 그리스도의 대속의 은혜를 각성하지 못하고 오히려 남용하는 모습으로 치우쳐 있는 것 같아 가슴이 많이 아프다.

율법으로부터 자유로움을 얻었지만 중요한 것을 소홀히 여기고 간과해 버린 크리스천들이나, 여전히 '해야 할 것'과 '하지 말아야 할 것', '먹어야 할 것'과 '먹지 말아야 할 것'에 묶여 사는 율법주의자들이나 하나님의 은혜를 온전히 깨닫지 못한 것이다.

율법은 인간의 진정한 행복을 위해서 주어진 것이지 결코 우리의 자유를 제한하고 속박하기 위해 주어진 것이 아니다. 더군다나 구원의 조건도 아니다. 다만 하나님께서는 구원받은 백성들은 그 은혜에 감사하며, 율법의 진정한 의미를 깨닫고 행복하게 살기를 원하시는 것이다. 특히 먹거리에 관한 율법은 갖가지 무서운 질병으로부터 우리를 보호하기 위한 하나님의 방법임을 깨닫게 되기를 간절히 기도한다.

각종 질병의 원인에 대하여 현대의학과 영양학은 여러 이론을 내세우지만, 사실 그 원인은 정말 단순한 것이다. 하나님의 먹거리에 대한 명령을 따르지 않고, 자신들의 기호에 따라 마음대로 먹거리를 오남용해 온 결과이다.

10
건강과 성공을 심는 습관의 씨앗

건강과 성공은 동전의 양면처럼 붙어있는 동반 관계다.

많은 사람들은 거의 예외없이 성공을 원하고 꿈꾼다. 그리고 성공이란 목표를 향해 노력하고 달려간다. 그러나 또 많은 사람들은 건강하고 싶다고 말을 하지만 정작 건강을 목표로 두고 달리는 사람은 소수에 불과하다. 아마 성공은 노력해야 얻어지지만 건강은 어느정도 저절로 주어지는 것이라고 생각하는 모양이다. 그러나 건강이 없는 성공은 있을수 없고, 건강이 뒷받침되지못한 성공은 오래 머물지 못한다. 주변에서 혹은 뉴스를 통해 열심히 살다가 부와 명성을 얻었다 싶을때 큰 병을 얻고 세상을 달리하는 안타까운 일들을 종종 보았을 것이다.

"돈을 잃으면 조금 잃는 것이고, 명예를 잃으면 많이 잃는 것이고, 건강을 잃으면 전부를 잃는 것이다"

모두가 진부할 정도로 많이 들어보았을 금언이다.

그런데 인간은 참 영민할때가 있는가 하면 또 연약하고 어리석을때가 많다. 그중에 하나가 건강을 잃기 전까지는 항상 지금처럼 건강할 거라고 착각하며 많은 불건강한 습관들을 버리지 못하고 살아가는 것이 아닐까 한다.

불규칙하고 늦은 수면, 밤늦은 야식문화, 음식앞에 매번 무너지는 식욕과 과식, 미디어 중독, 하루 30분도 하지 못하는 운동습관, 하루 두잔도 마시지않는 물, 지독한 편식, 술과 담배 .....건강을 해치는 습관은 나열할 수도 없이 많다. 과연 이글을 읽는 독자 여러분은 해로운 습관과 얼마나 이별하였으며 또 얼마나 건강한 습관을 내것으로 만들고 있는가?

"뿌린대로 거둔다" "콩심은데 콩난다" 인생의 모든 것은 농사와 참 닮아있다. 불건강의 씨앗을 심으면 불건강의 열매를 맺는 것은 너무나 당연한 결과일 것이다. 그럼에도 불구하고 불건강한 습관을 버리지 못하는 이유가 뭘까?

하루 잠 못잤다고, 한끼 나쁜 음식을 먹었다고 금방 건강이 무너지는게 아니기 때문이다. 그러나 하루 이틀이 아닌 몇 년, 몇십년 쌓인 나의 습관은 고스란이 내것이 되어 돌아온다.

성공에 대한 기준은 각자가 다르겠지만 사회적으로 세계적으로 대단한 성공까지는 아닐지라도 행복한 가정을 이루고, 즐겁게 직장생활을 하고, 열정적으로 사업을 하고, 행복한 취미생활을 하는 정도의 소박한 성공이라도 건강이 없으면 불가능하다.

건강을 위해 심어야 할 많은 씨앗이 필요하지만 이번 칼럼에서는 특별히 음식습관이란 씨앗을 제대로 한번 심어보길 바란다. 필자 역시 칠십 나이가 되었어도 아직까지 길들여진 입맛을 이기지 못해 해로운 줄

알면서 찾는 간식과 흔치는 않지만 과식하는 습관을 완전히 버리지 못해 애를 쓰고 있다.

오래전 얘기지만 필자는 음식을 많이 먹어도 허기가 채워지지 않아 과식을 할 때가 참 많았다. 그리고 나면 위장이 약하다보니 소화가 안돼 또 며칠을 고생을 했다. 음식을 많이 먹어도 힘이 나는 것이 아니고 오히려 더 피곤하고 몸이 무거웠다. 해로운 음식은 거의 입에 대지도 않고 영양제도 천연제품만 먹었지만 컨디션이 좋은 날이 몇날 없었다.

그러다가 최근 몇년째 필자의 아내가 텃밭에서 농약이나 비료를 쓰지 않고 재배한 채소를 넉넉히 먹고부터 피곤하던 컨디션이 좋아지기 시작했다. 하우스 재배와 저장기술의 발달로 사계절 채소가 나오는 시대지만 요즘 같은 겨울엔 미역이나 다시마를 많이 섭취하고 있다.

이상하게 먹거리의 일부인 채소 몇가지를 바꾸어 먹기 시작했는데 그 후로는 식곤증과 허기짐 증상도 사라지고 6시간 정도 수면에도 적지 않은 일을 거뜬히 소화할수 있는 체력이 생겼다.

필자가 예전에 많이 먹어도 오히려 더 피곤했던건 요즘 현대인들 대부분이 겪는 현상일 것이다. 3대 영양소를 잘먹어줘도 그것을 제대로 연소시켜 에너지로 바꿔줄 비타민, 미네랄이 부족하게 되면 잘 먹어도 피곤하다는 말을 달고 사는 것이다.

열심히 많은 음식을 먹어도 정작 몸(세포)이 필요로 하는 영양소를 섭취하지 않으면 뇌는 계속해서 식욕이란 걸 통해 새로운 음식을 요구하게 된다. 영양결핍이 심각한 사람일수록 식욕은 더 왕성해지고 몸이 원하는 음식이 아닌 입맛을 만족시키는 음식은 끊임없이 세포를 굶주

리게 만드는 일이 반복된다.

이 고리를 끊지 않는 식습관이 오래되면 어느날 질병이란 열매를 맺는 것이다.

아는 만큼 건강해지는 시대가 되었으니 영양대사에 대한 이야기를 잠깐 해볼까 한다.

잘 알다시피 3대 영양소(탄수화물, 지방, 단백질)는 우리 몸의 에너지원으로 사용되며 일부는 몸의 구성물질(지방, 단백질)이 되기에 많은 양을 섭취해야 한다. 이에 반해 미량영양소(비타민, 미네랄)는 3대 영양소가 대사되어 에너지로 쓰일수 있도록 촉매역할과 신체의 여러 생체기능에 작용한다.

생명을 유지하기 위해 모든 영양소가 필요하지만 이 시대의 문제는 3대 영양소는 과잉인데 반해 미량영양소는 심각한 결핍상태라는 것이다.

미량영양소 중에서도 특히 미네랄은 인체 내 모든 활동에서 스위치와 같은 역할을 한다. 우리 몸에서 미네랄이 차지하는 비율은 3~4%에 불과하지만 부족하면 소화흡수와 에너지 대사라는 주된 생명활동에 문제가 생긴다. 심지어 비타민도, 효소도 미네랄이 없으면 어떤 작용도 하지 못한다.

영양학적으로 20년 전과 비교하여 예전의 시금치 한단의 영양을 섭취하려면 지금은 열단을 먹어야 하며, 예전의 사과 한 개의 영양을 얻기 위해서 지금은 10~15개를 먹어야 한다는 것을 이제는 다들 알 것이다.

우리가 먹는 먹거리가 예전만큼 양질의 영양소(비타민, 미네랄)가 충분하지 않아 많은 종류의 보충제로 그 부족한 부분을 대신하고 있지만 그렇다고 매일 먹는 밥상을 소홀히 하지 않기를 바란다.

쉽지 않겠지만 가능하면 모양이 좋은 재배작물 보다는 자연 그대로 자란 못난이 채소와 땅속 깊이 뿌리를 내려서 미네랄을 듬뿍 빨아올린 우엉, 당근, 무, 연근과 같은 뿌리채소를 즐겨 밥상에 올려 드시기를 바란다.

그리고 겨울이면 바다 미네랄이 듬뿍 들어있는 김, 미역, 다시마 등 해조류를 즐겨 먹기를 바란다.

필자의 기상 시간은 새벽 4시다. 수면후에 맞는 새벽시간은 체력적으로도 완충이 된 상태여서 머리도 맑고 글을 쓰기에 가장 좋은 시간이다. 2시간 정도 작업을 마친 후 곧바로 1시간 정도 운동을 하고 식사를 한 다음 출근을 한다. 그리고 온종일 환자들과 상담을 하고 틈틈이 책을 읽고 자료를 연구한다. 결코 작은 업무량이 아니지만 거뜬히 해낸다. 워낙 약하게 타고 난 몸이라 딱 하루치만큼 체력적인 분량을 감당하는 것 같다.

그런데 먹는 음식양을 보면 모두가 놀랄 정도로 예전의 1/3도 안되는 적은 양이다. 적게 먹으니 소화에 낭비되는 에너지가 줄어서 더 많은 일을 할 수 있는 에너지로 돌려준다.

종종 100세가 넘은 노 철학자 김형석교수의 강연을 듣는다. 103세가 되도록 강연을 하고 일하는 모습은 참으로 보기가 좋다. 그리고 칠십에 들어서는 필자에게도 노년의 삶에 대해 많은 생각과 지혜를 가르쳐 준다. 100세 철학자의 강연스케줄이 내년까지 빼곡하다고 하니 노년에 일하는 즐거움이야 말로 가장 신나는 성공이 아닐까 생각하니 부럽기까지 하다.

필자 또한 다른 취미는 없는데 일하고 학습하는 즐거움은 오래오래 누리고 싶다. 그리고 그 일을 통해 세상에 유익을 주고 베풀고 나누는 삶으로 나의 성공 나의 소명을 채워보고 싶다. 아마도 지금처럼만 먹는 것, 움직이는 것, 절제된 습관을 심는다면 나의 소박한 성공도 가능하겠다는 생각이 든다.

11
정결한 먹거리 코셔

유대인들은 그들이 먹을 수 있는 것을 코셔kosher라고 한다. '적절한, 옳은'이라는 뜻의 히브리어 카슈르트kashrut가 어원이다. 코셔는 음식의 형태가 아니라 재료를 선택하고 다루는 법을 말한다. 코셔는 성경 레위기 11장에 있는 말씀에 근거를 두고 있는데, 가장 핵심적인 몇 가지만 살펴보겠다.

채소나 과일 등 식물성 음식은 코셔이다. 육류의 경우 소, 양, 염소, 사슴 등 발굽이 갈라지고 되새김질하는 것만 코셔다. 돼지는 굽은 갈라졌으나 되새김질을 하지 않으므로 코셔가 아니다. 어류는 연어, 도미, 조기같이 지느러미와 비늘이 있어야 코셔이고, 상어, 고래, 장어, 미꾸라지 등은 지느러미는 있으나 비늘이 없으므로 코셔가 아니다. 오징어, 낙지, 꼴뚜기, 문어 등은 지느러미도 없고 비늘도 없으므로 코셔가 아니다. 게, 가재, 새우, 굴, 조개 등도 코셔가 아니다.

조류의 경우 닭, 칠면조, 집오리 등 대부분의 가금류는 코셔다. 그뿐만 아니라 먹을 수 있는 동물이라도 육류와 조류는 반드시 유대인 법에 따라 도살해서 피를 완전히 제거해야 하며, 신경계와 혈관 그리고 신체의 장기를 둘러싼 지방질도 먹지 않는다.

작은 마을에서는 가축 도살을 주로 성직자인 랍비가 담당했다는 점에서 유대인들이 도살 방법을 얼마나 중요하게 여겼는지 잘 알 수 있다. 설령 먹을 수 있는 동물이라도 자연사한 동물이나 다른 동물과 싸우다 죽은 동물은 먹지 못한다. 육류와 우유도 함께 먹지 않는다. 그래서 그들에게 치즈와 고기를 함께 먹는 햄버거나 치즈버거는 금물이다.

유대인들은 이러한 코셔 전통을 3,000년 이상 지켜왔다. 필자는 유대인들이 율법의 진정한 의미를 이해하고 그것을 지켰다면 세계 역사의 흐름이 더 크게 달라졌을 거라고 생각한다.

율법의 진정한 의미를 몰랐음에도 불구하고 전 세계 인구의 약 0.25%에 불과한 유대인들은 실질적으로 세계를 움직이는 거대한 영향력을 행사하고 있기 때문이다.

유별난 식법 때문에 많은 사람들에게 조롱을 받던 그들이 세계 경제의 40~60%를 장악하고 있다. 전 세계 60억 인구 가운데 약 1,500만 명밖에 안 되지만 경제뿐만 아니라 정치, 사회, 문화, 교육 각 분야의 상위 그룹도 그들이 장악하고 있다.

하나님께서 허용한 동물이라도 먹어서는 안 된다고 한 지방질이나 부정하다고 한 육류나 생선을 먹으면 혈액이 불결해지며, 혈액순환 또한 저하되므로 인체를 이루고 있는 모든 세포가 고통을 받게 된다.

그중에서도 특히 섬세하고 민감한 뇌신경이 약화되고 감수성이 둔해진다. 따라서 유대인들이 율법의 규정을 따르지 않았다면 결코 두각을 나타내지 못했을 것이다. 건강하지 못하고 창의력, 통찰력, 분별력이 뛰어나지 않은 사람이 리더가 되는 것은 어려운 일이기 때문이다.

노벨상 수상자의 25%가 유대인이며, 현대사회의 정치와 과학, 정신의 기본 틀을 만들어준 마르크스, 아인슈타인, 프로이트도 유대인이다.

유대인 전체 인구 1,500만 명 중 700만 명 정도가 미국에 살고 있는데, 이들은 세계의 중심이라 해도 과언이 아닌 뉴욕에서 엄청난 부를 축적하고 있다. 맨해튼 등 뉴욕 지역의 값비싼 대형 빌딩의 80%는 유대인 소유이고, 워싱턴 D.C.에 있는 건물이나 인접한 캐나다에 있는 건물 대부분도 유대인 소유이다.

패션업계는 어떤가? 20세기 미국의 대표적인 디자이너 랄프 로렌도 유대인이다. 청바지 브랜드로 유명한 리바이스, 캘빈클라인, 게스, 조다쉬, 앤클라인, 도나카란, DKNY, 토미힐피거, 케네스콜, 리즈클레이본, 아베크롬비&피치, 빅토리아시크릿, 존스뉴욕, 나인웨스트 등 수많은 유명 브랜드들 또한 유대인의 손으로 만들어졌다. 백화점 역시 그들의 무대이다. 메이시즈와 블루밍데일을 비롯하여 리치스, 본마르케 등 지방 백화점을 계열사로 두고 있는 페더레이티드는 미국 백화점 업계의 대표 주자다.

페더레이티드와 시어스&로벅 회사의 창업주는 유대인이 아니지만, 회사를 실질적으로 성장시킨 장본인은 줄리우스 로젠왈드라는 독일계 유대인이다. 전국적인 유통망을 갖춘 백화점들도 대부분 유대계 자본으로 움직이고 있다.

그뿐만이 아니다. 비달사순, 허쉬, 던킨 도넛, 하겐다즈 등 우리가 자주 접할 수 있는 브랜드 역시 유대인의 소유다. 석유업계의 제왕 록펠러도 유대인이며, 인텔의 회장인 앤드루 그로브, 마이크로소프트의 스티머 발머도 유대인이다.

3대 신문사와 3대 방송사 등 웬만한 언론 분야 산업과 IMF, BIS 세계은행도 유대인의 소유이고, 세계 5대 메이저 식량 회사 중 3개가 유대인 소유이며, 세계 7대 메이저 석유 회사 중 6개가 유대인 소유다. 그들이 벌어들인 돈을 어떻게 사용하는지를 살펴보면 그들의 성공이 과연 올바른 성공인지 아닌지를 가늠해 볼 수 있을 것 같다.

시어스&로벅을 거대 회사로 성장시킨 줄리우스 로젠왈드는 에이브러햄 링컨 대통령과 같은 일리노이주 스프링필드 출신으로 많은 기부금을 흑인 사회에 희사하는 등 큰 공헌을 해 흑인들 사이에서 링컨과 함께 가장 존경받는 백인으로 남아 있다. 그는 종업원 복지도 중시해 1916년에는 종업원과 이익을 나누는 제도를 도입하고 로젠왈드 기금을 만들어 자신이 번 돈을 사회에 환원했다. 시카고 과학박물관도 로젠왈드가 기부한 돈으로 설립된 것이다.

청바지 브랜드 리바이스를 만든 리바이 스트라우스는 샌프란시스코 유대인 사회의 대부였다. 그는 생전에 유대인은 물론 비유대인들에게도 자선활동을 많이 했는데 1902년 그가 사망했을 때 시 정부는 장례

식이 열리는 날을 공휴일로 선포할 정도로 그의 영향력은 실로 대단했다.

초콜릿을 대중화시킨 밀턴 허쉬는 우유와 초콜릿을 농축시키는 기술을 개발해 1905년 허쉬 초콜릿을 탄생시켰다. 밀턴 허쉬 역시 수입의 상당 부분을 주민 대부분이 허쉬 공장 직원들이던 지역사회를 위해 사용했다. 마을 주민들이 무료로 전기를 사용할 수 있게 해주었을 뿐 아니라 지역사회를 위해 학교와 골프장까지 헌납했다. 1,000명이 넘는 학생들이 무료로 다니는 이 학교는 아직도 허쉬 초콜렛 주식을 상당수 가지고 있어서 회사 경영이 잘되면 대부분의 이익이 학교 재원으로 들어가고 있다.

던킨 도넛 역시 유대인인 윌리엄 로젠버그의 작품이다. 1954년에 시작된 던킨 도넛은 50년이 지난 지금 37개국에 5,000개가 넘는 점포가 운영되고 있다. 그 역시 많은 돈을 사회에 환원했으며, 200만 달러를 호가하는 농장을 뉴햄프셔 대학에 기증했고, 하버드 의과대학에도 상당 금액을 기부해 하버드 의대에는 그의 이름을 딴 연구소가 많다.

록펠러 역시 큰 행적을 남겼다. 어머니가 유대인이었던 그는 1890년과 1892년 시카고 대학 설립에 6,000만 달러 이상을 기부했고 록펠러 재단을 비롯한 일반교육재단, 록펠러의학연구소 등 셀 수 없을 정도의 사회복지 및 연구재단을 설립했다. 그의 기부 금액 중 알려진 것만 해도 3억 5,000만 달러에 달하는 것으로 전해지고 있다.

델컴퓨터를 창업하여 20년 만에 세계 1, 2위를 다투는 컴퓨터 회사로 성장시킨 마이클 델 역시 유대인으로 많은 돈을 유대인 센터, 어린

이박물관, 병원 등에 기부하여 텍사스 주에서 존경받는 인물이 되었다. 유대인 중에는 돈을 벌어서 유대 종교단체나 이스라엘만을 위한 일에 쓰는 사람들도 있지만 대부분은 백인, 흑인을 가리지 않고 사회에 환원하고 있다.

유대인들은 지금도 세계 최고의 영향력을 과시하고 있지만, 그들의 장래도 매우 밝다. 미국 내 유명대학의 유대인 재학생 수는 하버드대학교의 경우 약 25%, 예일대학교는 약 30%, 보스턴대학교는 약 20%, MIT공대는 약 9%, 시카고대학교는 15%, UCLA는 18%다. 이들 대학 평균 20%를 넘는 수가 유대인이다. 교수의 비율은 이보다 거의 두 배나 된다. 통계를 보면 유대인들은 앞으로도 한참 동안은 세계 최고의 영향력을 과시하게 될 것이라는 데 의심의 여지가 없다.

앞에서 잠깐 언급했지만, 미국에서 한인은 '동양의 유대인' '제2의 유대인'으로 불리기도 한다. 머리가 좋고 교육열이 높으며 열심히 일한다는 것을 비유해서 일컫는 말일 것이다. 우리 한국인들이 유대인들을 앞지를 수 있는 잠재된 능력은 무한하다고 생각한다. 더욱이 기독교인이라면 그 가능성이 더욱 높다.

왜냐하면 유대인들은 아직도 대부분 성경의 반쪽(구약성경)만 믿기 때문이다. 구약성경과 신약성경 모두를 소유한 한국 기독교인들 중에 10%만 하나님 말씀의 진정한 의미를 깨닫고 말씀에 순종한다면 세계의 역사는 분명 달라질 것이다.

제품별 기능과
성분이야기

부족한 필자가 건강에 관한 지혜와 지식정보를 깨닫게 된 데는 특별한 스승이 있었다. 첫째는 너무나 병약했던 자신의 몸이었고 둘째는 오랜 세월 탐독한 성경과 의학서적들이었으며, 셋째는 수많은 세월 필자가 상담하고 관리했던 환자들이었다.

지금 생각해보면 이 모든일들이 감사하고 특별한 인연이다.

필자가 개발한 영양치료 제품은 특별한 광고를 하지 않는다. 단지 책을 통해 영양치료를 설명하고 경험을 소개하는 것이 전부이다.

이번에 소개하는 11가지 제품들 중에 모세혈관과 점막을 살리는데 중점을 두고 개발한 제품(채움후, 스피센스골드, 징코후, 레시틴골드)은 사용자들이 하나같이 피부와 모발이 좋아져 '먹는 화장품' 이라는 별명까지 붙여졌다.

심·뇌혈관질환, 부정맥, 당뇨병, 신장병 등 만성질환을 앓고 있는 사람들은 혈관을 비롯한 상피세포(눈, 코, 입, 목, 위, 장, 자궁, 방광, 질, 항문 등의 점막)가 상당히 손상돼 있다. 더욱이 당뇨약, 혈압약, 항혈전제, 스테로이드제 등의 약물을 계속해서 사용할 경우, 점막 손상은 지속적으로 일어나게 된다.

매일 한주먹씩 약을 먹는 사람들이 피부에 탄력과 윤기가 있다는 것은 혈관과 점막에 어떤 변화가 있는지를 보여주는 것이다.

뒷부분 제품설명중에 특별히 '레시틴골드(젤라틴)'에 대한 부분을 잘 읽어보면 먹는 화장품이란 말을 이해하게 될 것이다.

100세 시대를 살아야 하는 이 시대에 더 좋은 원료와 더 나은 제품으로 좀더 많은 이들의 건강한 삶을 도울수 있기를 바라는 마음이다. 다음은 제품별 기능에 대한 설명이다.

제품별 기능과 성분이야기

01 징코후

'징코후'의 주성분인 은행잎추출물은 식약처로부터 기억력 개선 및 혈행 개선에 도움을 주는 기능성을 인정받은 물질이다. 은행잎추출물의 가장 큰 효능은 심장에서 뿜어져 나온 혈액이 잘 닿지 못하는 손끝, 발끝은 물론 뇌와 각 장기에 연결된 모세혈관까지 피를 순환시켜 각종 혈관질환을 개선하는 것이다.

현재 만성병, 난치병을 가지고 있거나 약물치료를 받고 있는 사람들의 모세혈관은 하나같이 좁아지고 막혀있다. 인체의 혈관구조는 크게 동맥과 정맥 그 사이를 연결하는 모세혈관으로 이루어져있기 때문에 모세혈관의 문제가 해결되지 않으면 큰 혈관에 생긴 문제는 해결될 수 없게 되어 있다. 때문에, 여러 장기와 조직의 기능을 최대한 회복시키기 위해 모세혈관으로 피를 잘 통하게 하는 징코후의 중요성은 강조할 수밖에 없다.

징코후는 천연제품이다 보니 의약품과 같은 속효성은 떨어진다. 하지만 혈관벽을 튼튼하게 재생하며 회복하기 때문에 혈관과 순환의 문제를 보다 근본적으로 해결할 수 있다.

사실 혈관에 사용되는 제품만큼은 약보다 더 강한 제품을 만들 수 있지만 그렇게 하지 않은 이유가 있다. 징코후에 모세혈관을 빠르게 확장하는 나이아신(비타민B3)을 일일 섭취량에 500mg 정도 첨가하면 효과는 금방 나타난다. 예컨대 머리나 어깨, 허리, 무릎 등에 통증이 있을 때 나이아신이 첨가된 제품을 섭취하면 통증이 즉각 사라진다.

눈이 침침하고 사물이 흐릿할 때도 복용 후 10분이면 사물이 선명하게 보인다.

이는 모세혈관이 확장되면서 순식간에 혈액이 순환되며 나타나는 효과이다. 그러나 화학성분이다 보니 혈관이 빠르게 확장됨으로 인해 혈관이 약해지고 얼굴과 몸이 붉어지거나 피부 가려움증과 같은 부작용을 동반한다. 이에 나이아신은 극심한 통증이나 마비증상이 있을 때만 의약품처럼 일시적으로 사용하고 있다.

그리고 은행잎추출물도 한 가지 성분만 오래 복용하면 속쓰림 등 위장 장애와 두통, 피부 알레르기 등의 부작용이 나타날 수 있다. 이는 은행잎속의 징코라이드란 성분이 혈액을 굳지않고 묽게해 혈액순환을 도와주고 혈전생성을 억제하는 효과 때문이다. 효과가 있으면 반드시 그에 상응하는 부작용이 따르게 되는데 속쓰림 등 위장 장애와 알레르기 증상이 바로 그것이다. 그래서 징코후에는 은행잎추출물에 위점막을 보호하고 혈관벽을 튼튼하게 보호해주는 유백피와 스피루리나를 첨가하였다.

유백피(느릅나무 껍질)를 물에 담가 놓으면 끈적한 진액이 나오는걸 볼수 있다. 한방에서는 식도염, 위염, 장염, 비염 등에 대표적으로 사용되어 왔으며 부스럼이나 종기, 종창 등을 치료하는 용도로도 사용되어 왔다. 유백피의 작용을 한마디로 요약하면 거악생신(去惡生新)이다. 즉 병든 부분을 소멸시키고 새로운 조직을 배양해내는 작용이 강하다는 뜻이다.

스피루리나는 혈관을 깨끗하고 탄력 있게 만들어주는 비타민과 미네랄이 함유돼 있다.

이처럼 징코후에는 모세혈관 회복에 필요한 특정 영양소가 골고루 함유돼 있지만, 천연 성분이기 때문에 운동을 병행해야 징코후의 효과를 높이고 회복을 앞당길수 있다.

모세혈관을 건강하게 만드는 운동은 힘들지 않게 오랜 시간 할 수 있는 걷기, 등산, 자전거, 수영, 배드민턴, 탁구 등 유산소 운동이 가장 적합하다. 근력을 올리는 무산소 운동은 단시간에 많은 에너지를 필요로 하므로 약해진 혈관에 무리를 줄수 있어 권하지 않는다.

2016년도에 'IOS Press'의 저널에 실린 논문「인지장애와 치매에 은행추출물이 미치는 효능과 부작용」을 참고해보면 26주간 인지장애 및 치매증상이 있는 2,561명을 대상으로 실험을 진행한 결과, 참가자들의 인지 능력, 행동 능력, 지능 측면에서 안정화된 수치를 나타냈다고 한다.

이는 모세혈관이 회복됨으로써 나타나는 효과이며, 인지장애와 치매 환자를 대상으로 한 실험에서는 은행잎추출물 하루 섭취량이 240mg이었다. 식품의약품안전처 기준 일일 섭취량은 30mg이다.

따라서 징코후는 체질과 증상에 따라 섭취량을 조절하여 처방한다. 수족냉증과 손발 저림 증상이 심하거나 저체온증 그리고 기억력장애 등의 증상이 있다면 섭취량을 높여야 한다.

02 레시틴골드
'레시틴골드'에는 콩에서 추출한 레시틴이 50%, 초유가 20%, 젤라틴이 30% 함유돼 있다.

레시틴은 뇌의 구성물질 30%를 차지하며 뇌세포의 활성과 기능에 꼭 필요한 성분이다. 뇌의 신경세포는 전기적 신호를 통해 다른 세포들과 소통하는데 이때 전기신호가 흘러가는 신경을 감싸고 있는 미엘린 수초(신경보호막)도 3분의 2가 레시틴으로 구성되어 있다.

몸 전체에 퍼져 있는 신경의 길이는 72km에 달하는데, 레시틴이 부족하면 신경보호막이 손상되어 마치 전선의 피복이 벗겨져서 누전이나 합선사고가 일어나는것처럼 신체기능에도 여러가지 문제가 발생하게 된다.

레시틴 부족으로 신경전달에 문제가 생기면 가벼운 건망증부터 인지기능장애, 치매, 근위축, 운동성저하, 마비감, 떨림, 불안, 불면 등 여러형태로 신체기능의 저하가 나타나게 된다.

초유란 젖소가 송아지를 분만한 후 48시간 내 분비되는 젖을 말한다. 초유는 각종 영양성분과 면역물질이 풍부한데 특히 점막 면역에 중요한 면역글로블린A(IgA)가 풍부하게 함유되어 있다. 뿐만 아니라 이번 '레시틴골드'에는 '젤라틴'을 추가로 배합하여 점막면역을 극대화 하였다.

'레시틴골드'에 들어있는 젤라틴은 소 껍질에 있는 콜라겐을 분해한 것이다. 과거에는 대부분 돈피(돼지껍질)로만 만들어졌는데 최근에는 어피(생선껍질)와 우피(소껍질)로 된 제제도 있다. 젤라틴은 단순한 동물성 단백질로 값도 싸고 필수아미노산 함량도 낮은 편이다. 그러나 장점막을 비롯하여 점막세포와 피부 등 상피세포 재생에 필수적인 단백질이다.

상피세포란 점막과 피부 즉 우리 몸과 조직의 안과 밖을 덮고 있는 조직을 말한다. 장점막을 비롯하여 눈, 코, 입, 목, 위, 방광, 자궁, 질, 항문 등의 점막은 여러 병원균, 유해물질, 독소 등으로부터 보호하기 위해 몇 겹의 상피 세포층으로 이루어져 있지만, 만성질환을 가진 사람들은 하나같이 점막이 위축되고 얇아져 있다.

더욱이 심·뇌혈관질환, 부정맥, 사구체신염으로 항혈소판제, 항응고제, 스테로이드제 등의 약물치료를 받고 있다면 점막 손상은 지속적으로 일어나게 된다.

젤라틴은 수분과 만나면 끈적한 점성을 지닌 젤 같은 물질을 형성하게 되는데, 모세혈관을 열어주는 '징코후'와 재생을 촉진해주는 '채움후'를 같이 사용하면 구강, 식도, 위, 소장, 대장, 항문, 질 등의 점막이 회복되면서 피부의 탄력과 볼륨이 같이 살아나는 것을 볼 수 있다.

젤라틴은 수백 년 전부터 의학적인 목적으로 쓰였다고 한다. 사용해보면 점막과 피부도 촉촉해지지만 뼈와 관절 연골, 인대와 힘줄에도 탄력이 생기는 것을 경험하게 된다. 젤라틴은 대부분 동물의 결합조직에 존재하는 단백질이다.

03 채움라이프

채움라이프에 함유된 핵심 성분은 알로에 베라 추출물이다. 지금까지 많은 제품을 개발해왔지만, 점막과 피부 등 상피세포 재생, 혈관 생성 촉진 등의 효과는 알로에보다 뛰어난 천연산물은 아직 발견하지 못했다.

현대의학에서 알로에가 치료에 활용되기 시작한 것은 1930년대부터

다. 방사선 피폭으로 생긴 화상에 알로에가 효과적이란 연구 결과가 발표된 것이 계기가 되었다.

1959년 미국 식품의약청FDA은 알로에 연고를 상처 치유 효과를 지닌 약으로 공인했고 그 이후 상처 치유, 세포성장 촉진, 화상·동상 치유, 항균(抗菌)작용, 항(抗)염증 작용, 암 예방 효과, 알레르기 개선 효과, 면역력 증강 효과, 항산화 효과, 혈당강하 효과 등 다양한 효능을 밝힌 연구 논문들이 쏟아져 나왔다.

알로에는 독성이 없으며 오래 사용해도 약효에 대한 내성이 생기지 않아 일반 약과 달리 단위를 높이거나 분량을 늘려야 하는 문제가 생기지 않는다. 또한, 사용을 중단해도 의약품과 같이 리바운드 현상이 일어나지 않는다.

기존의 알로에는 몸을 냉하게 하는 단점이 있어 몸이 찬 사람들은 오래 사용할 수가 없었다. 채움라이프와 채움후에 함유된 알로에는 텍사스 사막에서 자란 알로에 베라를 200대 1로 농축하여 몸을 냉하게 만드는 찬 성질을 완전히 개선하였다. 몸이 민감한 사람들은 한 달만 사용해 봐도 배 속이 따뜻해지는 열감을 느낄 정도다. 이 두 제품은 본래 척추질환과 관절질환을 앓고 있는 환자들을 위하여 개발한 것이다.

척추디스크와 무릎 연골 그리고 인대는 한번 손상을 입으면 완전히 회복되기도 어렵지만 호전되는 속도도 매우 더디다. 이런 세포들의 재생을 촉진해주는 제품이다 보니 재생주기가 빠른 점막(콧속, 입술, 구강, 위, 소장, 대장, 안구, 방광, 요도, 자궁, 항문 등)과 혈관 내벽은 회복 속도가 빨랐다.

따라서 채움라이프는 모든 만성질환에 처방되고 있다. 점막과 혈관 내벽이 회복되어야 면역체계가 정상적으로 작동하여 염증을 스스로 치유할 수 있기 때문이다.

채움라이프가 개발되기 전에는 상어 연골, 글루코사민, 녹각 등을 먹어내지 못하는 사람들이 많았지만 채움라이프나 채움후와 병용하면서 소화력이 약해도 자신에게 필요한 만큼 섭취할 수 있게 되었다.

채움라이프에는 알로에 외에도 민들레, 왕느릅나무, 산약(마), 울금, 백출, 글루코사민황산염 등을 첨가하여 기능성을 높였으며 알로에 성분에 알레르기가 있는 사람들도 사용할 수 있게 되었다.

채움라이프 구성성분

글루코사민 : 식약청에서 인정한 기능성 원료 글루코사민은 인체 내에서 천연으로 만들어지는 아미노당이며 뼈, 연골, 손톱, 머리카락, 안구, 심장판막, 인대, 힘줄, 혈관 등 신체 조직의 대부분을 이루는 물질이다. 특히 연골, 뼈, 힘줄, 기타 결합조직의 생산과 관절의 활액을 유지하는 데 필수적인 성분이다.

왕느릅나무껍질(유백피) : 유백피를 물에 담그면 끈적한 점액질이 나오는 것을 볼 수 있다. 코나무라는 별명을 가지고 있으며, 체내외의 옹종(癰腫 : 큰종기), 창독(瘡毒 : 부스럼의 독기)을 삭히고 제거하는 효능이 있다.

민들레 : 소염작용이 있고 위와 장을 튼튼하게 해주며 식도가 좁아져 음식을 삼키기 어려울 때 도움이 된다.

산약(마) : 주요 성분 가운데 하나인 뮤신이라는 끈적끈적한 점액질이 위장 점막을 보호해 주고 단백질 흡수에 도움을 준다.

울금 : 최근 5년 동안 보고된 울금에 관한 연구 논문이 100여 편에 달한다. 인도 음식 카레의 주재료인 울금의 색소성분 커큐민이 이상세포와 염증을 유발하는 물질을 억제하는 것으로 밝혀졌다. 카레를 매일 먹는 인도인의 치매 발생률이 세계에서 가장 낮다고 한다.

백출 : 비위를 든든하게 하고 소화를 도우며 몸의 습한 것을 없애주는 작용이 있다.

04 채움후

채움라이프는 2012년 1월에 개발했고, 채움후는 점막의 중요성을 절감한 1년 후에 개발한 제품이다. 채움후의 주성분(알로에 베라 200대 1 농축)과 함량은 채움라이프와 동일하다. 손상된 세포를 신속하게 아물게 하고 재생시키는 효과는 알로에만 한 것이 없기에 채움후에도 주성분으로 사용하였다.

주성분외에 채움후에는 점막을 빠르게 회복시키는 초유, 식약처로부터 면역 과민반응 개선에 대한 효과를 인증받은 다래, 신장을 튼튼히 하고 통풍의 요산 수치를 낮추는 개다래 열매 성분을 첨가했다.

척추디스크와 무릎 연골, 인대 등은 한번 손상을 입으면 완전히 회복되기도 어렵고 호전되는 속도가 매우 더딘 조직이다. 채움후의 주성분(알로에 베라 200대 1 농축분말)은 이런 조직의 재생을 촉진해주는 제품이다보니 재생주기가 빠른 점막(콧속, 입술, 구강, 위, 소장, 대장, 안구, 방광, 요도, 자궁, 항문 등)과 혈관 내벽은 회복 속도가 더욱 빨랐다.

이에 채움후는 모든 만성질환에 처방되고 있다. 점막과 혈관 내벽이 회복되어야 면역체계가 정상적으로 작동하여 염증을 스스로 치유할 수 있기 때문이다.

특히 신장병과 자가면역질환 그리고 당뇨병, 고혈압 등 만성적인 질환을 앓고 있거나, 항혈전제를 계속 복용해야 하는 심·뇌혈관질환 환자들에게 있어서는 매우 중요한 제품이다.

만성질환을 가지고 있거나 수술이나 시술을 받고 항혈전제 등의 약물의 계속 복용할 경우 점막과 혈관, 신경이 지속적으로 파괴되기 때문이다.

채움후 구성성분

초유 : 소의 초유에는 세균, 바이러스, 독소 등을 막아주는 면역성분인 면역글로불린IgG도 풍부하지만 점막 성장인자가 들어있어서 점막을 빠르게 회복시켜준다. 소의 초유는 사람의 초유보다 면역글로불린이 약 100배 이상 많으며 IGF, TGF 등 뼈와 근육, 신경, 연골의 생성과 유지에 필요한 성장인자도 함유되어 있다. 미국에서는 설파제나 항생제가 나오기 전에 초유를 통해 항균 효과를 얻었다고 한다.

1950년에는 류머티즘성 관절염 치료에, 1962년에는 세이빈 박사가 소의 초유에서 항소아마비 항체를 분리해 백신 개발에 성공했으며, 1980년대 중반부터는 소아과 의사들이 로타바이러스에 감염된 어린이들의 설사 치료에 젖소 초유를 사용했던 기록이 남아있다. 2007년 이탈리아 다눈치오대학교 지아니 벨카로 박사 팀은 초유가 백신만큼 인

플루엔자에 효과적이라는 논문을 발표한 바 있다.

참다래농축분말 : 국내에서 식약처로부터 면역 과민반응 개선에 대한 효과를 인증받은 유일한 천연산물인 다래추출물은 과다 활성화된 면역세포의 반응을 억제하고 약화된 면역세포를 활성화시켜 과민면역반응을 개선해준다.

알레르기 항체인 IgE의 과잉생산과 알레르기성 염증세포의 증식을 억제해주는 기능이 있는 다래는 낙엽덩굴식물인 다래나무의 열매로 초록색을 띠며 속은 단맛이 나며 깊은 골짜기에서 자라는 대표적 야생열매다.

그러나 참다래열매는 성질이 찬 식물이어서 태양인과 소양인 체질로 몸에 열이 많은 사람들에게는 잘 맞지만 몸이 냉한 사람들에게는 잘 맞지 않는다. 이 문제는 다래와 달리 성질이 따뜻해서 오래전부터 냉증, 류머티즘 관절염, 구안와사, 통풍 등에 사용해왔던 개다래나무 열매 추출물을 첨가하여 해결했다.

개다래나무열매 : 개다래열매를 충영 혹은 목천료라고도 한다. 신장을 튼튼히 하고 통풍을 다스리는 효과가 뛰어나 예로부터 민간에서 널리 사용되어 왔다. 그동안 신장병과 통풍을 오래 앓았던 사람들 중에서 개다래열매를 사용해봤다는 사람들이 꽤 많았고, 식약처에서도 사용을 허가한 원료여서 제품을 개발하기 위해서 준비 중이었다.

때마침 개다래열매가 효능과 안정성을 검증받아 특허를 취득했다는 사실을 알게 되었다. 건국대학교 산학협력단의 특허[등록 제10-0880712호]가 바로 그것이다. 특허는 목천료자 추출물을 유효성분으로 하는 소염진통제 조성물에 관한 것이다. 알코올 수용액을 추출용

매로 하여 일정 함량의 타닌이 함유되도록 제조된 목천료자(개다래열매) 추출물의 효능을 요약하면 다음과 같다.

소염 진통 작용, 급성부종 억제 작용, 급성관절염 억제 작용 등의 항염증 효과가 있고, 독성 실험 결과 안전한 물질로 인정되어 관절염, 부종, 통증 등과 같은 염증성 질환의 치료 및 예방에 효과적이고 안전한 의약품으로 유용하게 이용될 수 있다는 내용이다.

경희대학교 약학대학 약물학 임상약학교실 강효주 교수 등이 약학회지에 기고한 개다래의 고요산혈증 개선활성이란 논문에서는 개다래 에탄올 추출물과 요산 산화효소 저해제를 흰쥐에 경구 투여하고 고요산혈증을 유발하여 uric acid perocidase method를 이용, 혈중요산농도를 측정하였으며 HPLC법에 의해 요중 요산 농도를 측정한 결과 개다래의 혈중 요산치 감소 효과와 항통풍 효과를 확인한 바 있고, 목천료자 추출물의 항산화 작용에 대해서도 보고된 바 있다.

채움후에 함유된 다래와 개다래는 사실 보너스다. 점막 하나만 건강하게 만들어줘도 그 가치는 충분한 것이다.

점막은 인체 내부와 외부가 만나는 부위로서 외부 유해물질에 대한 1차 방어막 역할을 하는 면역에 있어서 매우 중요한 곳이다. 이 점막은 항상 촉촉하고 미끄러운 상태로 유지되어야 항원의 공격을 방어하고 점막을 보호할 수 있다.

눈이 건조해서 눈병이 나는 것, 입에서 충치나 구강염증, 잇몸질환이 자주 나는 것, 위에서 소화가 안 되는 것, 영양이 흡수가 안 돼서 살이 찌지 않는 것, 변비와 설사가 계속 반복되거나, 질염, 방광염이 자주 걸리는 것 등은 모두 점막이 건조해짐에 따라 나타나는 증상이다. 점막이 건조하면 작은 스트레스에도 과민반응을 보이게 되고, 또 각종 세균, 바이러스 대한 방어력이 약해진다.

채움후는 두 번의 조정을 거쳐 개발한 제품이다. 그 어느때보다 면역력을 높여주는 건강기능식품이 홍수처럼 쏟아져 나오고 있지만, 가장 우선은 점막 면역이다. 채움후는 처음 출시되었던 제품과는 성분 배합이 다르다. 처음 출시되었던 채움후는 그동안 사용자들로부터 점막과 피부와 장이 좋아지고 면역력이 높아지는 효능에 대한 인정을 받았지만, 면역 불균형을 해소해 주는 부분에 있어서는 조금 부족했다.

이 문제를 해결하기 위하여 1년 동안 3가지 시제품을 만들어 시험한 결과 200 대 1 농축 알로에베라겔 17%에 다래추출물 20%, 개다래추출물 25%를 배합한 것이 적중했다.

05 녹천파워맥스

'녹천파워맥스'에는 천마와 상어 연골, 녹각, 콜라겐 성분이 함유되어 있다. 제품을 출시한 지 14년이 지났지만, 성분의 배합 비율을 한 번도 바꾸지 않았다.

필자가 만난 목 디스크 환자 중에는 정신과 치료를 받는 사람들이 상당히 많았다. 목 디스크가 있으면 뇌로 가는 혈류의 흐름이 원활하지 못하다 보니 뇌에 산소가 부족해 머리가 무겁고 집중력이 저하되는 증상과 두통, 우울증, 조울증, 불면증 등의 증상이 나타나기도 한다.

녹천파워맥스에 가장 많이 함유된 성분은 '천마'다. 천마는 하늘에서 떨어져 마목(麻木 : 마비가 되는 증상)을 치료하였다고 하여 하늘이라는 뜻의 천天과 마목麻木의 마麻를 합하여 붙여진 이름이다. 한방에서 뇌혈관순환 장애에 의한 두통뿐 아니라 뇌명(머릿속에서 소리가 나는 증상), 어지럼증, 현기증, 사지가 뒤틀리는 구현증 및 신경쇠약 등에도 쓰이고 있는 약재다.

천마는 동의보감을 비롯한 수많은 한의서에도 그 효능이 세세히 기록돼 있지만 최근 '게스트로딘' 성분과 '에르고티오닌'이라는 기능성물질이 발견되어 화제가 되었다. 게스트로딘은 좁아진 혈관을 확장하여 혈류량을 증가시키고, 에르고티오닌은 뇌신경세포를 손상하는 베타아밀로이드 생성을 억제하여 신경재생에 도움을 준다. 알츠하이머는 베타아밀로이드라는 단백질 성분이 축적되어 뇌세포를 손상하면서 발생한다.

또한 천마에는 대사 영양소인 칼슘, 마그네슘, 칼륨이 균형 있게 함유돼 있다. 이 세 가지 영양소가 결핍되거나 균형이 맞지 않으면 심장박동이 비정상적으로 빨라지거나 늦어지거나 불규칙하게 나타나게 된다.

다음은 녹각이다. 녹각의 성분은 상어 연골과 비슷하지만 상어 연골과 달리 몸을 따뜻하게 해주는 성질을 가지고 있다. 동의보감과 본초강목 등의 의서에서 신장의 원기인 양기를 도와주고, 부족한 기혈을 보강해주며, 골수의 조혈기능을 촉진하여 근육과 골격을 튼튼하게 해주는 효과가 있다고 기록하고 있다.

06 천마파워골드

'천마파워골드'에는 뇌 질환 계통의 질병에 최고의 신약으로 알려진 천마와 강황 그리고 두충이 함유돼 있다. 천마의 효능에 대해서는 앞에서 충분히 설명했기에 강황과 두충의 효능을 살펴보기로 하겠다.

강황은 성질이 따뜻하고 염증 수치를 낮춰주는 효과가 있다. 강황의 주성분인 커큐민은 치매의 원인이 되는 베타 아밀라제라는 효소를 뇌 신경에 쌓이지 않게 하고 이미 쌓인 베타 아밀라제를 제거하는 역할을 한다.

강황은 관절염과 근육통에 소염 효과가 있고 저하된 기혈氣血 순환을 원활하게 하여 막혔던 경락經絡을 뚫어주는 효능 있다. 경락이란 기가 흐르는 통로를 말한다.

전신의 기혈은 경락을 통해 흐르면서, 인체 내외의 모든 부분을 연결, 조절, 순환 하는데 어떤 원인으로 경락이 막혀 순환 속도가 느려지면 영양분의 공급량과 대사산물의 배출량이 동시에 줄어든다. 제때 처리되지 못한 물질은 주변 조직에 다시 스며들어 병리적 반응을 일으키는데 이것이 곧 염증이 되고 발열과 통증을 유발하게 되는 것이다.

천마파워골드에 함유돼 있는 강황은 찌고 말리는 3번의 법제 과정을 거친 것이다. 강황은 최소 3번 정도 찌고 말리는 법제 과정을 거쳐야 효능을 제대로 볼 수 있다. 최근 스칸디나비아 '비뇨기학 및 신장학저 널'에 실린 논문에서는 강황이 당뇨와 연관이 있는 신장 손상을 예방하는 기능을 하는 것으로 나타났다.

두충은 혈관, 신경, 힘줄, 근육 등의 조직을 소통시켜 몸을 가볍게 해주는 약초이다. 맛은 맵고 달며 약성은 따뜻하고 독성이 없어 한방에서는 신장이 약해서 정기精氣의 쇠퇴로 인한 요통, 무릎이 차고 시린 증상, 몽정, 조루, 소변불리, 자궁이 약해서 생기는 습관성 유산 그리고 성장통을 앓는 어린이들에게도 사용해 왔다.

동의보감에는 "두충이 허리가 조이며 아픈 것과 다리가 시리고 아픈 것을 치료한다."라고 기록돼 있다. 여기서 다리가 시리고 아픈 것은 관절염을 의미하며 허리가 조이고 아픈 것은 근육이 약해져 생긴 요통을 의미한다.

명의별록에서는 두충은 다리가 시큰거려 땅을 밟을 수 없는 것을 다스린다고 하였고, 일화본초에서는 신장의 허약으로 허리와 등이 굽은 것을 다스린다고 기록하고 있다.

'녹천파워맥스' 후속 제품인 '천마파워골드'는 허리와 무릎, 어깨 부위에 발생하는 만성 통증을 개선하기 위해 개발한 제품이다. 척추관협착증, 오십견, 회전근개파열로 시술이나 수술을 받은 후에도 통증이 개선되지 않아 고생하던 사람들과 부정맥 환자들로부터 감사 인사를 많이 받고 있다.

'천마파워골드'는 '녹천파워맥스'에 비해 값이 30% 이상 저렴하지만 부정맥환자의 심박수 조절에 필수적인 영양소(칼슘, 칼륨, 마그네슘)가 균형있게 함유된 '천마'와 혈액의 응고를 막아주는 '강황'이 들어있어 일석이조의 효과를 얻을 수 있다.

심장이 늦게 뛰는 서맥의 경우 칼슘 제품을 따로 추가하거나 칼슘(상어연골, 녹각)이 함유된 녹천파워맥스를 권한다.

07 키토라인골드

키토라인골드의 주성분은 키토산으로 원료 및 배합 비율을 6번이나 변경한 제품이다. 키토산이란 게나 새우, 가재 등의 갑각류의 껍질에 함유된 키틴Chitin을 우리 몸에 쉽게 흡수할 수 있도록 가공하여 만든 것을 말한다. 일반적으로 말하는 키토산은 순수한 키토산이 아니라 10~30%의 키틴을 함유하고 있어 키틴과 키토산의 성질을 모두 갖고 있으므로 키틴 키토산이라고 부르기도 한다.

처음 출시했던 제품은 키토산과 필수지방산(오메가-6, 오메가-3)이 같이 함유되어 있어 키토산만 따로 계산하면 일일 섭취량이 840㎎에 불과했다. 그럼에도 불구하고 이 제품을 복용했던 척추질환을 가진 환자 중에서 크레아티닌, 단백뇨, 혈뇨 등의 수치가 떨어졌다는 사람들이 있었다. 필자나 환자나 전혀 기대하지 않았던 효과가 나타나 많이 놀랐었는데, 디스크 병을 오래 앓은 사람 중에는 신장병을 가지고 있는 사람들이 많다는 것을 알 수 있었다. 이를 계기로 키토산 함량을 높여 신장병 환자를 위한 제품을 개발하게 된 것이다.

척추질환과 관절질환을 오래 앓았다면 진단상에는 아무런 이상이 없어도 신장 기능이 약하다는 것을 염두에 두어야 한다. 흔히 신장을 노폐물을 걸러 내는 기관으로 알고 있지만, 한의학에서 말하는 신장은 그 범위가 대단히 넓다. 대뇌하수체大腦下髓體, 갑상선甲狀腺, 부갑상선副甲狀腺, 흉선胸線, 부신副腎, 생식선生殖腺, 섭호선攝護腺(전립선) 같은 것이 모두 신장에 속하기 때문이다. 신장 기능이 약해지면 특히 척추뼈를 중심으로 둘러싸고있는 근육과 인대가 약해지게 된다.

6번의 수정을 거쳐 만든 '키토라인골드'는 태블릿 형태로 만들었으며 키토산 일일 섭취량을 1,950㎎으로 높였다. 또한, 콜레스테롤, 중성지방, 요소질소, 크레아티닌뿐 아니라 요산 농도를 감소시키는 개다래나무 열매(충영)와 모세혈관을 강화해주는 프로폴리스를 첨가해 기능성을 한층 더 높였다.

개다래나무 열매는 신장을 튼튼히 하고 통풍을 다스리는 효과가 있는 천연산물이다. 키토산도 요산을 낮추는 기능이 있지만 요산 수치를 낮추는 작용 한 가지만 따진다면 개다래나무 열매가 더 뛰어나다.

키토산의 특성과 효능은 체내에 쌓여있는 노폐물이나 중금속을 체외로 배출해주는 것이다. 그런데 키토산은 인체에 유용한 칼슘, 아미노산, 비타민 등은 흡착하지 않고 수은이나 카드뮴 같은 유해한 중금속만을 선별해서 흡착, 배출하는 특징이 있다. 키토산은 천연산물 가운데 유일하게 아미노기NH2라고 하는 분자를 가진 플러스(+)이온의 성질을 가지고 있기 때문인데, (+)이온은 화학적 성질로 (-)이온과 굉장히 붙기 쉬운 성질을 가지고 있다. 흥미롭게도 인체에 축적된 수은, 카드뮴, 납 등의 중금속 성분과 세균이나 박테리아, 바이러스 등은 모두 (-)이온을 가지고 있다. 이들이 (+)이온을 가진 키토산과 만나면 바로 결합하여 죽거나 무해화되어 체외로 배출된다.

키토산은 70년대 공장 폐수 처리용으로 개발되다가 1985년 일본 문부성이 전국의 13개 대학에 연구비를 지원하며 키토산에 대한 기초 종합연구가 시작되었다.

키토산 연구 초기에는 폐수 처리 분야의 응집제, 중금속 포집제 등으로 실용화가 시작되었고, 독성 및 부작용 실험에서 안전성이 확인되었다. 1993년에는 일본의 일만 명 이상의 의사들이 키토산을 환자들의 치료에 사용하기 시작했으며 키토산의 효능에 대한 연구 논문 및 자료는 국제키토산학회 등에서 보고되고 있다.

1998년 한국어로 번역되어 출간된『암을 극복하는 수용성 키토산』에는 중국 북경시에 있는 북경대학 부속병원 및 상해시의 상해 장해 병원과의 협력으로 신장병 환자와 만성 B형 간염환자를 대상으로 3~6개월 동안 실시한 키토산의 효능에 대한 임상시험 결과가 나와 있다.

 북경대학은 일본의 동경대학에 필적할 정도의 전통을 가진 대학이다. 북경대학 부속병원은 종합병원으로 높이 평가받고 있지만 특히 신장병에 관해서는 중국 국가가 인정하고 보증하는 병원이다.

 이 병원의 부원장인 리 레이시 교수는 국제 신장학회 이사이며 아시아 신장학회 상무이사를 겸하고 있는 신장병의 세계적인 권위자이다. 리 교수는 혈액투석을 받고 있는 신부전증 환자 80명을 대상으로 키토산을 이용해 임상실험을 실시했다. 환자들에게 하루 세 번 3개월 동안 키토산을 투여하여, 키토산을 투여하지 않은 집단과 대조 실험을 진행했다.

 그 결과를 정리한 것이『Effect of Chitosan on Renal Function in Patients with Chronic Renal Failure: 신부전 환자의 신장 기능에 대한 키토산의 효과』이다. 이 결과를 국제회의에서 발표했으며, 그 요지는 다음과 같다.

 키토산을 투여한 환자를 면밀히 관찰한 결과 적혈구 수 증가, 빈혈 개선, 체력 증진 및 요독증 증세 경감 등의 효과가 나타났다. 그리고 혈중 지질 농도 개선, 요소질소 농도 저하, 영양상태 개선 등의 효과가 있었으며 체력증강, 식욕 증진, 소변 냄새의 경감 혹은 소실, 전체적인 가려움증의 경감이 확인되어 실험은 만족할 만한 수준이었다.

인의 배출량도 확연히 증가했고 환자들의 피로도가 현저하게 줄어들었으며 지구력도 증가한 것으로 나타났다. 피로감이 줄어들고 근력과 지구력이 증가하게 된 주된 요인은 적혈구의 증가에 있었다. 적혈구 증가는 산소를 전달할 수 있는 헤모글로빈양의 증가로 이어져 각 장기에 산소를 원활히 공급할 수 있게 된다.

08 스피센스골드

'스피센스골드'에는 천연종합영양제로 불리는 '스피루리나'와 '마데카솔'과 '센시아'에 들어 있는 약용식물 '병풀 추출물'이 함유돼 있으며 종전의 스피센스포르테를 리뉴얼한 신제품이다.

'스피센스골드'의 주성분인 스피루리나는 아프리카, 멕시코 등지의 열대 지방의 알칼리성이 높고 염분이 많은 호수에서 자라는 플랑크톤류의 미생물로 동물성과 식물성의 혼합 형태를 가지고 있다. 스피루리나에는 주요 영양소인 카로티노이드와 셀레늄을 비롯한 희귀 미네랄과 5대 필수 영양소, 49가지 각종 영양소 성분이 함유되어 있다.

'병풀 추출물'은 일반적으로 고투콜라(Gotu Kola), 적성초, 호랑이풀, 말굽풀이라고도 불리며 학명은 센텔라 아시아티카(Centella Asiatica)이다. 세계에서 네 번째로 큰 섬인 마다가스카르가 원산지인 병풀은 오래 전부터 만성 정맥부전, 미세혈관 장애와 같은 정맥질환 및 상처 치료에 사용돼 왔으며, 병풀은 '호랑이풀'이라고 불리기도 하는데, 호랑이가 상처를 입었을 때 병풀이 있는 곳에서 뒹굴어 상처를 치료한다는 이야기에서 붙여진 이름이다.

병풀 추출물은 정맥의 탄력을 높여주고 모세혈관의 투과성을 정상화해 다리의 부종과 무거운 느낌, 통증 등의 증상을 개선해준다. 부종은 몸의 체액이 많아져서 몸이 붓는 현상을 말하며 모세혈관이 좁아지고, 염증으로 인해 모세혈관의 투과성이 증가하면 발생하게 된다.

'스피루리나' 한 가지만 해도 이제까지 알려진 어느 식품이나 약재보다 많은 기능성 성분이 농축되어 있음을 볼 수 있다.

스피루리나에는 18종의 단백질(이소로이신, 로이신, 리진, 메치오닌, 시스틴, 페닐알라닌, 티로신, 슬레오닌, 트립토판, 발린, 알긴, 히스티딘, 알라닌, 아스파라긴산, 글루타민산, 글리신, 프로린, 세린), **12종의 비타민**(베타카로틴, 비타민 B1, 비타민 B2, 비타민 B6, 비타민 B12, 비타민 E, 나이아신, 이노시톨, 판토텐산, 엽산, 비타민 K, 비오틴), **13종의 미네랄**(칼슘, 칼륨, 나트륨, 마그네슘, 인, 철, 유황, 염소, 동, 망간, 코발트, 아연, 게르마늄), 3종의 색소(클로로필a, 카로티로이드, 피코시아닌), **4종의 지질**(리놀산, 리놀렌산, 팔미탄산, 오레인산), **4종의 당질**(글리코겐, 글루코스람노스, 만노스, 키시로스), 황산화제(SOD 110,000단위) 등의 영양소가 균형 있게 함유되어 있다.

스피루리나는 미국 식품의약청FDA을 비롯한 세계보건기구WHO, UNICEF, FAO 등 UN산하 국제기구들이 안정성을 인정하였으며, 러시아에서는 방사능 치료약으로 특허를 받은 바 있다.

스피센스골드는 만성질환을 앓고 있는 환자들에게는 필수적인 제품이다. 스피루리나에는 괄약근과 근육 재생에 필요한 18종의 아미노산과 혈압약, 당뇨약 등을 장복할 경우 소모되는 비타민과 미네랄이 골고루 풍부하게 함유돼 있다. 당뇨약과 혈압약을 장복하거나 척추질환을 오래 앓았거나, 역류성식도염, 요실금, 변실금, 탈항 등이 있거나 항암치료나 방사선치료를 받는 사람들은 일일 권장량의 2배 정도 섭취해주어야 한다.

역류성 식도염은 위와 식도 사이에 위치한 괄약근의 조이는 힘이 약해져서 일어나는 것이고, 요실금은 방광 괄약근, 변실금과 탈항은 항문 괄약근이 약해졌을 때 나타나는 증상이다. 근육과 괄약근이 약한 사람들은 운동이 필수지만 18종의 아미노산중에 어느 한가지가 빠져도 근육이 잘 생기지 않고 괄약근의 탄력도 회복되지 않는다.

또한 스피루리나 10g에는 무려 23,000 IU의 베타카로틴이 함유되어 있는데 이는 비타민 A의 미국 정부 섭취 권고치USRDA의 460%에 해당한다. 베타카로틴은 체내에서 비타민 A로 전환되는 전구체로서 점막 재생에 필수 성분이며, 합성비타민이나 동물성 비타민과 달리 많은 양을 장기간 섭취해도 부작용이 없다.

건강한 사람들의 비타민 A 하루 필요량은 4,000 IU 정도다. 비타민 A는 상당 기간을 견딜 수 있는 양이 간에 저장되어 있기 때문에 결핍증은 결핍이 장기간 계속되었을 때 나타난다는 사실을 기억해야 한다.

스피센스골드를 하루 6g정도 섭취하면 시금치 250g, 브로콜리 900g, 호박 1kg, 당근 100g에 해당하는 베타카로틴을 섭취한 것과 같은 효과를 얻을 수 있다. 단백질, 채소류 등을 충분히 먹지 못하는 신장병 환자들도 안심하고 섭취할 수 있는 제품이다.

스피센스골드에 함유되어 있는 단백질과 비타민, 미네랄 등의 영양소는 육류나 채소, 과일을 섭취하는 것과는 달리 혈액 속의 노폐물 농도나 칼륨 수치가 올라가지 않는다.

09 채움에이스

채움에이스에는 신경세포의 상처를 치유하는 촉매제 역할을 하는 아연과 천연비타민 B군이 풍부한 효모와 천연 종합비타민으로 불리는 비타민나무열매 그리고 두충추출물 분말이 함유돼 있다.

채움에이스 구성성분

1) 아연(Zinc) : 아연은 필수 미량영양소 중 하나이며 우리 몸에서 합성되지 않아 반드시 음식을 통해서 섭취해야 하는 영양소이다. 인체에는 대략 1.4~2.3g 정도의 아연이 존재하며 신진대사에 관련된 영양소이므로 인체의 모든 세포에 존재하고 있다.

아연은 신경세포의 상처를 치유하는 촉매제 역할을 하며 아토피 치료에도 사용되는 미네랄이다. 예전에 아토피 및 피부질환 치료에 아연화 연고가 많이 사용된 것도 아연의 효능 때문이다.

아연은 인슐린의 원료 물질로 아연이 없으면 인슐린을 만들어내지 못한다. 성호르몬, 갑상선호르몬, 생장호르몬 등의 생산도 아연 없이는 안 된다. 특히 산모에게 아연이 부족하면 저체중아를 출산할 위험이 높다고 한다.

식약처에서 권장하는 아연 1일 권장량은 10~20mg이고, WHO(세계보건기구)에서는 남성 30~60mg, 여성 30~45mg으로 정하고 있다.

굴을 200g 정도 먹으면 아연 약 30mg을 섭취할 수 있는데, 그 아연 중 실질적으로 신체에 흡수되는 것은 그 절반이 채 안 되므로 결핍되지 않도록 유의해야 하는 영양소이다. 아연은 굴에 가장 많으며 도

정하지 않은 곡류와 육류, 조개, 달걀, 유제품, 땅콩 등에도 함유돼 있다.

2) 두충 : 두충에는 아연과 망간, 철분, 칼륨, 마그네슘 등의 미네랄이 함유돼 있다. 오래 복용하면 허리통증과 무릎통증, 빈뇨증상이 개선되며 혈압을 낮추는 데도 도움을 준다. 동의보감에서 두충은 관절과 뼈에 좋은 명약으로 기록돼 있으며, 신농본초경에서는 두충이 신장, 뼈, 힘줄을 강화한다는 기록을 볼 수 있다.

3) 효모 : 효모에는 에너지 대사에 중요한 역할을 하는 비타민 B군이 함유돼 있다. 비타민 B군은 탄수화물, 지방, 단백질의 대사 및 에너지 생성에 필수적인 영양소로 활성비타민으로도 불린다. 효모에는 비타민 B1, B2, B3, B5, B6, B9, B12, B15, B17, 비타민 H, 콜린, 이노시톨, 파라아미노안식향산(PABA) 등을 함유하고 있으며 콩 단백질의 거의 2배나 되는 양질의 식물성 단백질을 함유하고 있다. 비타민 B군이 부족하게 되면 대량 영양소가 에너지로 전환되지 않으므로 만성질환을 가진 사람들은 충분한 양을 섭취해야 한다.

4) 비타민나무 열매 : 비타민나무 열매에는 아미노산, 비타민 A, C, E, K, 칼슘, 카로티노이드, 셀레늄, 각종 식물성오메가 등 다양한 영양소가 들어있다. 특이한 것은 많은 양은 아니지만, 오메가 3,6,7,9를 모두 함유하고 있어 식물성 오메가 지방산을 한 번에 섭취할 수 있다는 것이 가장 큰 장점이다. 현재 지구에서 발견된 과일 중에 비타민 A, C, E가 동시에 포함된 유일한 과실이며 중국 티벳과 내몽고 지역이 주산지이다.

샤크플러스의 주성분인 상어연골은 천연칼슘의 주요 공급원이다. 식약처로부터 뼈와 치아 형성에 필요, 신경과 근육 기능 유지에 필요, 정상적인 혈액응고에 필요, 골다공증 발생 위험 감소에 도움을 주는 기능성을 인정받았다.

상어연골에는 칼슘 이외에도 각종 무기질과 콘드로이틴이 함유돼 있다. 글루코 아미노글루칸(글루코사민과 유사한 물질)이라는 성분이 함유돼 있는데, 글루코사민과 달리 당뇨가 심한 환자가 사용해도 혈당 수치가 올라가지 않는다.

상어연골이 주목을 받게 된 것은 상어연골에 신생혈관을 억제하는 물질이 존재한다는 것이 밝혀졌기 때문이다. 신생혈관이란 병변 부위에 비정상적인 새로운 혈관이 형성된 것을 말한다. 신생혈관과 관련이 있는 질환 중 가장 대표적인 질환은 암, 특히 고형암(단단한 덩어리로 구성된 종양)으로 미국의 J. 폴크먼 박사에 의해 암의 성장에 신생혈관이 필수적인 조건이라는 가설이 주장되었다.

이후 많은 연구자들에 의해 고형암은 신생혈관 없이는 성장과 전이가 될 수 없다는 사실이 증명되었다. 그래서 상어 연골의 임상실험은 암환자들을 대상으로 한 것이 대부분이었다.

암 외에 비정상적인 혈관 증식으로 발생하는 질환은 당뇨병성 망막병증, 노인성 황반변성 및 신생 혈관성 녹내장 등 실명에 이르게 하는 안과적 질환이 있으며, 그 외 류머티즘 관절염 및 건선(乾癬) 등의 질환도 있다.

암세포가 생겨나면 주변에 새로운 혈관을 형성하여 영양분과 산소를 공급받으면서 그 세력을 키워나가는데, 눈에 신생혈관이 생성되는 이유나 무릎 연골에 신생혈관이 자라는 것도 이와 유사하다.

인체의 모든 세포와 조직은 산소와 영양공급이 차단되면 죽을 수밖에 없기 때문에 살아남기 위한 스스로 만든 새로운 혈관을 통해 영양분과 산소를 공급을 받는다. 문제는 비정상적으로 형성된 혈관은 하나같이 정상조직을 침범하여 파괴하는 성질이 있다는 것이다.

암세포는 물론 퇴행성관절염도 비정상적으로 형성된 혈관에 의해 연골이 파괴되는 것이다. 무릎뿐 아니라 어깨, 고관절 등 관절과 관절 사이에 있는 모든 연골도 마찬가지다.

다시 말해 연골이 파괴되는 이유는 연골 주위 결합조직에 있는 모세혈관이 막혀서이다. 연골에는 혈관이 없어 주위 결합조직에 있는 모세혈관으로부터 산소와 영양분을 공급받는데 결합조직에 있는 모세혈관이 막히면서 이를 대신하는 신생혈관이 생기게 되는 것이다.

피부에 생기는 건선(乾癬) 역시 혈관의 비정상적인 증식으로 인하여 발생하는 질환이다. 이러한 질환은 현재 다양한 연령층에서 발생하고 있지만 근본적인 원인을 치료해주는 의약품은 없다.

추간판탈출증, 퇴행성관절염, 3대 실명질환(황반변성, 망막증, 녹내장)과 건선의 경우 상어연골은 필수적이다. 하루 필요량(10g)이 많으므로 소화장애가 생기지 않도록 보완해주어야 한다. 혈관을 넓혀 혈액순환이 잘 되게 해주는 '징코후'와 신경전달을 촉진하고 상피조직에 보호막을 형성해주는 '레시틴골드' 그리고 '상어연골'의 기능이 합쳐지면 근본적인 치유가 일어나게 된다.

필자가 옻에 관심을 가지게 된 것은 체온을 올리는 데는 옻이 가장 효과적이라는 사실을 알고 있었기 때문이다. 한약재인 부자도 몸을 따뜻하게 데워주는 효과가 강하지만 독성이 강해서 장기 사용은 어렵다. 옻에도 알레르기를 유발하는 '우루시올'이라는 성분이 들어있지만 최근 옻에서 우루시올을 제거하는 데 성공하여 이제 누구나 안심하고 간편하게 섭취할 수 있게 되었다.

『본초강목』에는 옻이 만성위장병, 부인병, 자궁근종, 생리통, 중풍을 다스리며 골수를 채워주고 뼈가 부러지고 다친 것과 근육, 뼈, 힘줄을 이어주고 어혈을 풀어 준다고 기록되어 있다.

나는 10여 년 동안 전국 각지에서 생산되는 옻을 원료로 만든 제품들을 하나하나 검토해 보았다. 옻의 효능은 산지와 옻나무의 나이 그리고 제조 방법에 따라 차이가 많았고 껍질, 속, 줄기, 뿌리 등 각 부분에 따라서도 차이가 있었다.

옻의 대표적인 효능은 체온을 높여주는 것과 항암 효과다. 옻에는 우루시올이라는 성분이 함유되어 있어 알레르기를 유발하지만 대신 항암작용과 항균작용이 매우 강하다. 그러나 건강식품으로 유통되고 있는 옻 제품은 알레르기를 일으키는 우루시올 성분을 제거했기 때문에 항암효과를 기대하기는 어렵다.

옻은 여성들의 생리통에도 탁월한 효과를 나타낸다. 생리통은 현대의학에서는 속수무책이다. 산부인과에서 진찰을 받고 자궁내막증이나 자궁근종이 있는지 확인한 후 이상이 없으면 진통제나 저용량의 피임약을 처방받는 게 전부다. 생리통은 대부분 복부냉증 때문에 생긴 병이기 때문에 몸이 따뜻해지면 쉽게 회복되는 것이다.

12 장박사

'장박사'는 콜레스테롤, 혈압, 혈당치 중 2개 이상의 수치에 이상이 생긴 경우, 즉 대사증후군으로 판단되는 사람들에게 적합한 제품이다.

대사증후군이란, 심뇌혈관 질환 및 당뇨병의 위험을 높이는, 체지방 증가, 혈압 상승, 혈당 상승, 혈중 지질 이상 등의 이상 상태들의 집합을 말한다.

대사증후군은 한마디로 섭취한 영양분을 에너지로 바꾸는 대사능력이 떨어져 각종 만성질환을 유발하는 위험인자들이 모여 있는 상태를 말한다.

따라서 방치할 경우 혈압상승, 고혈당, 고지혈증, 통풍, 미세단백뇨 등의 증상들이 한꺼번에 발생할 수 있기 때문에 반드시 사전에 예방해야 한다.

대사증후군은 병원에서 약을 권하는 시기, 즉 혈압이 140 이상, 공복혈당이 110 이상, 중성지방이 170 이상 나온다면 이때를 놓쳐서는 절대 안 된다. 일단 약을 쓰게 되면 약을 끊는 것이 어렵기 때문이다. 특히 당뇨와 고혈압은 전 단계 때 수치를 낮추지 않으면 대부분 평생 약을 복용하게 된다.

다이어트를 목적으로 한다면 장박사를 1회 10g씩 하루 3회 식전에 섭취한다. 변비 해소를 목적으로 한다면 하루 한번 10g씩, 또는 5g씩 하루 두 번 섭취한다.

13 교원통곡식

'교원통곡식'은 찰현미와 현미, 찰흑미, 녹미, 홍미 등을 찌고 말린 다음 볶아서 만든 제품이다. 잡곡밥 대용으로 그냥 씹어 먹거나 뜨거운 물을 부어 누룽지처럼 먹을 수도 있다.

교원통곡식은 집에서 잡곡밥을 해 먹을 수 없거나, 식당에서 자주 식사를 해야 하는 사람들에게 유용한 제품으로 식후에 후식으로 10~20g 정도 섭취하면 잡곡밥을 먹은 것과 같은 효과를 얻을 수 있다.

교원통곡식은 100% 유기농 곡식을 쪄서 숙성 과정을 거친 다음 완전히 건조시킨 후에 쇠솥에 넣고 볶는 과정을 거쳐 만들어지는데, 쇠솥에 넣고 볶을 때 겉껍질 부분인 섬유질이 반쯤 탄화炭化되는 것이 포인트다. 이렇게 만들어진 통곡식에 함유된 미네랄은 몸에 아주 잘 흡수된다. 또한 약알칼리성을 띠고 성질이 따뜻하며 몸속에 있는 독소들을 흡착하고 분해하여 씻어내는 효력이 강하다.

단백질이나 기름기가 많은 것을 태우면 발암물질이 생기지만 곡식을 태우거나 나무를 태운 숯은 천연의 해독제다. 이런 까닭에 우리 조상들은 예부터 설사, 소화불량, 이질, 장염 등이 생겼을 때 숯가루를 약으로 복용해 왔던 것이다.

그러나 숯을 오래 사용하는 것은 좋지 않다. 숯은 입자가 날카로워서 오래 복용할 경우 소화기관 점막에 상처를 남길 수 있기 때문이다. 통곡식은 숯과 같이 완전히 탄 것이 아니고 영양이 그대로 살아있으며 부드러워서 점막을 손상시키지 않는다.

또한 통곡식은 약칼리성 식품으로 체액의 산성화를 막아주고 구취,

체취, 심한 대변냄새를 사라지게 한다.

No.1

모세혈관을 뚫어주는

징코후

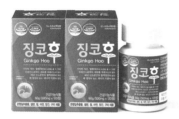

주요 배합 성분

은행잎추출물분말
유백피농축분말, 스피루리나

● 내용량 60g(500mg×120정) 3병 set

No.2

뇌, 신경, 점막, 혈관 내벽 등에
보호막을 형성해 주는

레시틴골드

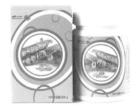

주요 배합 성분

레시틴50%, 초유20%, 젤라틴 30%

● 내용량 300g

No.3

면역력을 높이고 연골, 인대,
근육 재생을 촉진하는

채움라이프

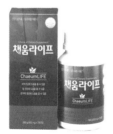

주요 배합 성분

알로에베라200:1농축분말
글루코사민마추출분말, 유백피농축분말

● 내용량 288g(400mg×720정)

No.4

세포재생 촉진과 점막강화로
면역균형을 잡아주는

채움후

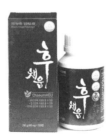

주요 배합 성분

알로에베라200:1농축분말
개다래, 참다래농축분말, 초유

● 내용량 288g(400mg×720정)

No.5

척추를 곧게 펴주고 칼슘, 마그네슘,
칼륨의 균형을 잡아주는

녹천파워맥스

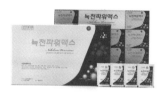

주요 배합 성분

천마, 상어연골, 녹각, 콜라겐

● 내용량 300g(3.5g×90포)

No.6

체내 석회 제거, 인지기능 강화,
인대, 근육, 힘줄 강화

천마파워골드

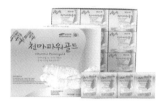

주요 배합 성분

천마, 강황, 두충

● 내용량 300g(3.5g×90포)

No.7

체내 노폐물 배출을 도와주는

키토라인골드

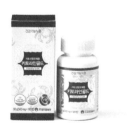

주요 배합 성분

키토산(수용성60%), 프로폴리스
개다래추출물분말

● 내용량 90g(500mg×180정)

No.8

천연 베타카로틴, 미네랄, 비타민,
병풀추출물(모세혈관 혈행개선) 함유

스피센스골드

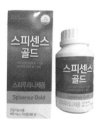

주요 배합 성분

스피루리나, 병풀추출물

● 내용량 288g(400mg×720정)

정상적인 면역 기능 조절과
세포분열에 도움을 주는

채움에이스

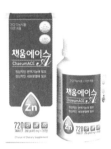

주요 배합 성분

아연.맥주효모, 비타민나무열매, 두충

●내용량 288g(400mg×720정)

뼈와 연골의 구성 성분

샤크플러스(상어연골)

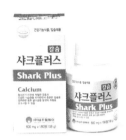

주요 배합 성분

상어연골, 우슬, 달팽이추출물분말

●내용량 108g(600mg×180정)

무릎과 발목을 유연하고
튼튼하게

맹산옻닭발

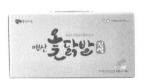

주요 배합 성분

옻나무추출물, 닭발추출액,
홍화, 우슬, 두충

●내용량 (100mg×60포)

콜레스테롤 개선,
배변 활동에 도움을 주는

장박사

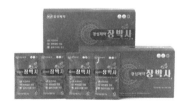

주요 배합 성분

차전자피, 다시마분말,
알로에아보라센스분말

●내용량 300g(10g×30포)

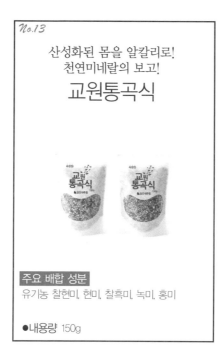

일진내츄럴에서 개발하여 보급하고 있는 제품들은 현재 ㈜네츄럴웨이, ㈜경성제약, ㈜엠에스바이오텍 등 GMP 제조기준을 갖춘 업체에서 생산하고 있다. 생산을 한 업체에 맡기지 않는 이유는 20년 이상의 경험과 제조 노하우를 갖춘 업체라도 분말, 과립, 환, 타블렛, 액상 등 제품에 따라 기술력의 차이가 있기 때문이다.

일부 품목은 미국, 일본, 캐나다, 뉴질랜드 등에서 수입한 제품을 공급하고 있다.

일진내츄럴 고객상담 전국 어디서나

☎ 080-080-3344 | 1688-1477 | 02) 569-9732 | 053) 429-6606 | 051) 811-2178

일진내츄럴 홈페이지 www.ijnat.com

모세혈관만 잘 열어주면
심·뇌혈관질환, 부정맥, 신장병, 고혈압,
당뇨병만 치유되는 것이 아니라
원인을 알수 없는 많은 질병들이
개선되는 것을 경험하게 된다.
모세혈관이 열려서 혈류가 왕성해지면
세포에서 일어나는 산소·영양소와
이산화탄소·노폐물의 물질교환이 활발해진다.
이렇게 되면 모든 신체기능들이
건강을 되찾는 것은 당연한 일이다.

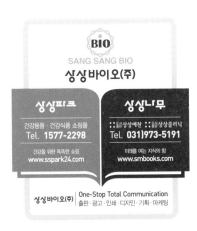